HÁBITOS QUE TRANSFORMAN

MÁS ALLÁ DEL GYM Y EL YUM: CREA UNA VIDA QUE SE SIENTA BIEN, POR DENTRO Y POR FUERA.

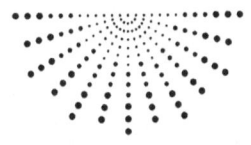

YELITZA GARCÍA

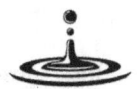

Red Thread Publishing LLC. 2025

Escriba a **info@redthreadbooks.com** si está interesado en publicar con Red Thread Publishing. Para más información sobre publicaciones, o negociaciones internacionales de los derechos de autor de nuestro catálogo de libros, visite www.redthreadbooks.com

Copyright © 2025 Yelitza García

Todos los derechos reservados.

Ninguna porción de este libro podrá ser reproducida, almacenada en algún sistema de recuperación, o transmitida en cualquier forma o por cualquier medio (mecánicos, fotocopias, grabación u otro), excepto por citas breves, sin la autorización por escrito de los titulares.

Paperback ISBN: 979-8-89294-033-7

Ebook ISBN: 979-8-89294-034-4

Diseño de cubierta: Red Thread Designs

Primera edición

Ninguna información incluida en este libro sustituye las recomendaciones de expertos en cada uno de los temas.

ELOGIOS

"*Hábitos que trasforman*" es un libro inspirador y práctico, perfecto para quienes desean hacer cambios positivos en su vida, narrado por una amiga o una hermana que ha logrado plasmar sus vivencias junto a las evidencias científicas, hace que sea una lectura cercana y confiable. ¡Empieza hoy mismo a construir los hábitos que te llevarán a una versión más saludable y feliz de ti!

— DRA DOLORES MORENO. MÉDICO CIRUJANO. NEUMONÓLOGO CLÍNICO. DIRECTORA DE LA CLÍNICA DEL SUEÑO Y DEL RONQUIDO REM. PROF ASOCIADO DE LA FACULTAD DE MEDICINA DE LA UNIVERSIDAD CENTRAL DE VENEZUELA.

Un método práctico para transformar tu vida sin dietas extremas ni rutinas imposibles. Descubre cómo pequeños hábitos pueden construir bienestar duradero y auténtico.

— PABLO PINTO. CONSULTOR DE CULTURA DE SEGURIDAD, VOCERO DE LA PREVENCIÓN POR CONVICCIÓN Y CREADOR DE LUDOPREVENCIÓN.

DEDICATORIA

A mi yo de antes, la que necesitaba este libro sin saberlo.
Hoy lo escribo para ella, y para todas las que alguna vez se sintieron igual.

ÍNDICE

Introducción — 9

1. HENKO EN ACCIÓN: PASO A PASO HACIA UNA VIDA SALUDABLE — 19
   - ¿Por qué el cerebro ama los hábitos y por qué tú también deberías? — 21
   - ¿Cómo se construyen nuevos hábitos y se eliminan otros? — 24
   - Modifica tu entorno para facilitar cambios. — 27
   - Herramientas para crear la vida que quieres, un hábito a la vez. — 29
   - Para integrar nuevos hábitos que te acercan a tu meta. — 29
   - Para eliminar hábitos que quieres dejar atrás. — 32

2. EL YUM. VIVIR SALUDABLE Y SIN DIETAS — 39
   - Lo básico: los macronutrientes. — 40
   - Los carbohidratos. — 42
   - La fibra como un carbohidrato clave. — 45
   - Como diría Celia Cruz: ¡AZÚCAR! — 47
   - Los Lípidos o Grasas. — 50
   - Los tipos de grasa. — 52
   - Las proteínas. — 53
   - Estrategias clave para mejorar tu alimentación. — 56

3. EL GYM. MOVER TU CUERPO PARA SENTIRTE BIEN Y NO PARA QUEMAR CALORÍAS — 62
   - Nuestra masa muscular es clave para nuestra salud. — 65
   - El cardio como clave para tu salud mental. — 66
   - El sedentarismo como tu condena a muerte. — 68
   - Cuánto y cómo entrenar. — 71
   - No solo entrenando quemas calorías. — 73
   - 10 hábitos para cuidar tu salud muscular y ser una persona más activa. — 75

4. AUMENTA TU POTENCIAL Y MEJORA TU SALUD DURMIENDO — 81
   - ¿Por qué y para qué dormimos? — 82
   - Los aspectos básicos de la ciencia del sueño. — 83

También puedes controlar tu peso durmiendo.	85
El problema de la hiperproductividad.	86
¿Cuántas horas necesitamos dormir?	89
Toma las riendas de tu sueño.	91
Estrategias para un sueño profundo y reparador.	95

5. LOS RITMOS CIRCADIANOS Y SU INFLUENCIA EN TU BIENESTAR — 101

Reflexiona sobre tus propios ritmos.	102
Nuestro reloj interno.	103
El ritmo de nuestra vida.	104
Sobre la evolución del ser humano y la luz.	107
Los ritmos vitales no se bailan: se viven –sueño, alimentación y actividad física.	109
La nutrición: La hora en la que comes afecta tu reloj.	111
La actividad física: ¡Es hora de moverte!	113
Un estilo de vida circadiano, ¿cómo lograrlo?	114
La receta circadiana para dormir mejor.	119
La actividad física en un estilo de vida circadiano.	124

6. TU MENTE TAMBIÉN SE ENTRENA — 129

¿Cómo medir nuestra salud mental?	131
La salud mental y la noción de ser feliz.	134
Sé responsable de tu felicidad.	136
¿Qué puedo hacer para ayudar a mi mente a estar más saludable?	142

7. CONCLUSIÓN — 151

Sobre el autor	153
Deja una Reseña	155
Red Thread Books	157

INTRODUCCIÓN

¿Y si te dijera que es posible sentirte bien en tu cuerpo y tener una buena relación con los alimentos? ¿Y si te dijera que puedes tener una vida más activa sin tener que estar horas en el gimnasio?

Entiendo que parece imposible, y que quizás piensas que te estoy vendiendo promesas vacías. Quizás sientes que estás viendo un anuncio publicitario en el que te prometen maravillas solo para engancharte pero que al final del día resultan ser, como dicen por ahí *"fake"*. O uno de esos planes milagrosos que te ayudan a bajar peso y medidas, solo para ver cómo vuelves a la casilla inicial unos meses después. Pues te cuento que no, este no es el caso. Sigue leyendo y verás.

Yo era como tú: hice miles de dietas (la de la sopa de repollo, la de Atkins, la de líquidos), tomé pastillas (quemagrasa, laxantes, las que quitan el apetito), ayuné, entrenaba para "ganarme" el derecho a comer chocolate, contaba cada caloría, tenía pánico a engordar y creía que mi éxito dependía de mi apariencia física y mi peso. Sin embargo, con el tiempo y a través de mucho estudio, diversas certificaciones en entrenamiento y nutrición, y también un poco de terapia, logré salir de esa espiral. Hoy no solo he sanado esa relación

INTRODUCCIÓN

dañina con la comida y mi cuerpo, sino que he podido guiar a cientos de personas en su propio camino hacia una vida más saludable.

Durante la mayor parte de mi vida adulta nunca me sentí lo suficientemente flaca, bonita, alta. Era una lucha constante contra lo que veía en el espejo. Siempre había algo para criticar o mejorar. Creo que mucho de esto tuvo que ver con haber nacido en Venezuela.

Te explico: en España los niños sueñan con jugar fútbol, en Inglaterra quizás las niñas sueñan con casarse con un príncipe, en Venezuela los niños sueñan con jugar beisbol y las niñas sueñan con ser Miss Venezuela.

Coronarse como la más bella del país es la aspiración de casi todas, y era la mía desde siempre. Cada año, al menos hasta no hace mucho, se realizaban en Venezuela alrededor de seiscientos concursos de belleza y existían más de doscientas academias de modelos que enseñaban desde los cuatro años cómo convertirse en una flamantes Miss.

Estoy convencida de que quienes nacimos en Venezuela vivimos desde pequeñas una fuerte presión estética y queremos, a como dé lugar, participar en alguno de esos concursos. No solo eso, sino que ser "bella" es parte de la identidad venezolana (y quizás parte de la identidad latina). De hecho, Venezuela es conocida como la *"powerhouse"* de los concursos de belleza: para el año 2024 era el país con mayor cantidad de títulos ganados en los diferentes concursos de belleza del mundo. Entonces, si vienes del país que tiene "las mujeres más bellas del mundo" y que se define a sí mismo como una "fábrica de reinas de la belleza", te deberías ver como una Miss.

Desde que tengo uso de razón recuerdo que tenía desacuerdos en cuanto a mi cabello, mi nariz, mis pechos, mis caderas, mi celulitis, mi panza, o sea, todo. No era capaz de ver más allá, solo me veía como un cuerpo en el que debía seguir trabajando, porque nunca estuvo a la altura. La comida era mi enemiga y el ejercicio era mi camino para poder comer.

INTRODUCCIÓN

Estaba en una cárcel y mi carcelera era mi mente. Porque en ella se habían sembrado desde pequeña estas semillas que crecían sin cesar y me llevaron incluso a episodios de depresión y a un desorden alimenticio que empezó a los trece años y consumió mucha parte de mi vida adulta.

Este desorden alimenticio no fue únicamente propiciado por la presión cultural y social para verse de una determinada manera, sino que tuvo como principal detonante algo que había ocurrido años atrás.

Desde los cuatro años empecé a tomar clases en la escuela Las Voces Blancas de Elisa Soteldo, una reconocida academia caraqueña donde recreábamos producciones estilo *Broadway,* pero con un elenco joven (niñas y adolescentes de cuatro a dieciséis años) y con los temas doblados al español y cantados por nosotras mismas. Cuando tenía nueve años estábamos trabajando en una coreografía que sería presentada en televisión. Hay un mito en el mundo del espectáculo que dice que la cámara engorda cinco kilos. Dicen que la raíz del problema, según los expertos, está en que las cámaras tienen que reproducir a dos dimensiones el mundo real de tres, lo que puede crear este tipo de distorsiones. En todo caso, a los nueve años yo ni me fijaba en eso.

En uno de los ensayos la profesora decidió cambiar los puestos y me pidió que me ubicara en el centro y en la primera fila. Si alguna vez has estado en un grupo de baile sabes lo que eso significa: quiere decir que eres una de las mejores del grupo. Es un honor, una palmadita en la espalda, un reconocimiento a tu esfuerzo y a tu talento. Al terminar el ensayo me dijo, palabras más, palabras menos: *"te cambié de puesto porque eres la mejor del grupo, y necesito que las otras se fijen en ti mientras bailan para que no se equivoquen. Sin embargo, como es para televisión, necesito que bajes de peso".*

Yo no escuché la parte de bajar de peso, o creo que mi cerebro no procesó esa parte del mensaje. Para ser sincera el hecho que reconocieran mi talento y me nombraran líder del grupo era motivo de celebración, lo demás no tenía ninguna importancia... Al menos no todavía.

El día de la grabación en el canal, entre tomas, la profesora me llama y me pide hablar conmigo. *"Te pedí que bajaras de peso y no lo hiciste"*, me dijo. No recuerdo si dijo algo más, pero recuerdo cómo me sentí: sentí que había hecho algo mal, que estaba perjudicando al grupo, a la escuela, que por mi culpa el producto final no quedaría como ellos querían. Me sentí mal, y no entendía muy bien por qué, porque bailando seguía siendo la mejor, no obstante, parecía que esto no era suficiente.

Aquí ocurre entonces la primera asociación entre talento y apariencia física. Muchos años más tarde en una sesión de terapia entendí que desde ese momento se estableció en mi cabeza una conexión directa entre mi peso, mi talento y el resultado de mi trabajo. Desde ese episodio entendí que para estar en el centro y en la primera fila, y para que reconozcan tu talento, no solo debes practicar mucho para ser superior, sino que debes verte de cierta manera. Si llevamos esto a otros escenarios sería lo siguiente: para tener el trabajo que quieres, no solo debes tener las habilidades y conocimientos requeridos, sino también debes verte de determinada manera. Dicho de otro modo: tu éxito está condicionado a tu apariencia, así que, si eres bonita y delgada: ¡magnífico!

Pasados unos años, ocurrió el detonante de lo que se convertiría en un desorden alimenticio. Yo vivía en una avenida principal que tenía enfrente un pequeño centro comercial con automercado, farmacia, panadería, gimnasio, tintorería, ferretería, librería y una juguetería. En Venezuela, y en Latinoamérica en general, es bastante común que te digan frases en la calle que van desde cumplidos elegantes hasta dichos vulgares que no vienen al caso escribir aquí. Un día cuando tenía trece años, y regresando del centro comercial, veo que viene en la vía que va hacia el norte un vehículo blanco con unos chicos. Al pasar junto a mí, uno de ellos saca la cabeza por la ventanilla del copi-

INTRODUCCIÓN

loto para gritar algo que aún hoy no sé con certeza si fue: ¿¡gordita! o ¡bonita!?

Poco importa qué gritó exactamente aquel chico, yo escuché *"gordita"*. Corrí hasta mi casa, abrí la puerta y subí llorando a mi cuarto. Lloraba como si me hubiesen dado la peor de las noticias, como si alguien muy querido hubiese fallecido. Lloraba como si me hubieran roto el corazón. Sentí vergüenza de mi cuerpo, sentí que no valía nada como persona, sentí que no era justo. Imagínate, toda esta cascada de emociones solo por algo que creí haber escuchado y que, de haber sido esto lo que el chico me dijo, no significaba absolutamente nada en cuanto a mis cualidades como persona. Pero claro que en ese momento yo no entendía que el aspecto físico es una ínfima parte de lo que es un ser humano. Para la niña que soñaba con ser Miss Venezuela ser "gordita" era inadmisible.

Así que tanto lloré y tanta angustia sintió mi madre que me llevó a una consulta con un doctor que me recetó mi primera dieta: me eliminaron los carbohidratos, incluidas las frutas y la mayoría de los vegetales. Me indicaron que podía comer la grasa y la proteína que quisiera.

Con la motivación en su máximo comencé la dieta y la seguí al pie de la letra. Mis almuerzos consistían en vegetales verdes gratinados acompañados de pollo o carne. Mis meriendas en el colegio eran rollitos de jamón con queso. Nada de pan, ni arroz, ni empanadas, ni arepas. Luego de dos semanas al llegar de nuevo a la consulta y ver que había bajado cinco kilos, mi felicidad estaba al tope. ¡Cinco kilos en dos semanas! No solo esto, sino que la gente me decía: oye, has perdido peso, ¡qué bien te ves! Dame tu secreto, estás súper bonita. ¡Qué linda estás!

Más tarde me daría cuenta de que al mismo tiempo estaba creando un nefasto hábito de suprimir para luego compensar con consumo excesivo de alimentos o ejercicio extremo.

INTRODUCCIÓN

La historia, en pocas palabras es así: la dieta estaba dando resultados, yo estaba perdiendo peso y la gente lo notaba. Me podía ir de compras sin miedo a probarme la ropa, confiada en que no habría que subir la talla del pantalón porque esto me causaba mucho miedo, de hecho, evitaba ir a comprar ropa por miedo a tener que pedir una talla más grande. El problema estaba en las restricciones de la dieta. Déjame usar un poco de lógica aristotélica:

1. Si quito los carbohidratos de mi dieta, bajaré de peso.

2. Si bajo de peso, soy feliz y exitosa.

Entonces, si quito los carbohidratos siempre, seré feliz y exitosa siempre.

Y podría añadir por deducción que los carbohidratos son malos, porque me hacen infeliz e impiden que tenga éxito.

Aquí vemos cómo comencé una turbulenta relación con los carbohidratos: los odiaba, les tenía terror y asumí que sin ellos mi vida sería mejor. El problema es que el cuerpo necesita carbohidratos y si no se los das te los va a pedir a través de antojos, y de esto hablaremos en detalle en el capítulo sobre nutrición.

Recuerdo que un día llegando del colegio algo muy extraño me sucedió, algo que no había sentido nunca: no podía dejar de comer. No recuerdo cuánto tiempo después de haber comenzado la dieta me sentí fuera de control. Esa tarde tenía clases de inglés, pero fue cancelada a último minuto y me vi sola en casa sin nada qué hacer. Y comí como nunca.

Este fue mi primer episodio de atracones compulsivos de comida, no sería el último. En un comienzo me sucedía una vez al mes, la frecuencia fue aumentando hasta una o dos veces por semana. Luego de uno de estos episodios, tomaba laxantes, entrenaba en exceso para quemar las calorías que me había comido, o trataba de dejar de comer. Muchas veces intenté vomitar y no lo lograba. Terminaba llorando y sintiéndome doblemente mal, para luego pasar un par de días en paz con la comida hasta el próximo atracón.

Así que si, como yo, vives en un constante escrutinio de tu cuerpo, sientes que debes mejorar la relación con los alimentos y quieres aprender un poco más sobre lo que conlleva tener un estilo de vida saludable, este libro es para ti. Te enseñaré lo que necesitas saber para retomar tu libertad y para sanar desde adentro la relación con tu cuerpo, con la comida y con el ejercicio. Te llevaré de la mano a vivir un cambio definitivo y sin retorno, hacia un estilo de vida más saludable y feliz.

Ahora bien, depende de ti cómo vas a leer este libro: puedes elegir hacerlo con atención plena, tomando notas, reflexionando y pensando desde ya cómo vas a poner en práctica lo que aquí encuentres. O puedes pasar las páginas distraída, mirando el celular cada treinta segundos, leyendo en piloto automático sin conectar con el contenido. Tú decides.

Mi invitación es que seas intencional: subraya, anota, cuestiona. Si surge alguna duda en el camino, escríbeme a info@yelitzagarcia.com, estaré encantada de ayudarte. Porque para lograr el cambio que deseas es importante que no te quedes con dudas. Este es un camino que estamos recorriendo juntas, paso a paso.

Una vez, escuchando un podcast, hablaron de un término japonés que define lo que estás a punto de vivir: *henko*, una palabra japonesa que se refiere a un cambio transformador en el que no hay posibilidad de retorno al estado inicial. Una filosofía que consiste en avanzar sin vuelta atrás, en alcanzar cambios transformadores que nos conviertan en una nueva versión de nosotros mismos. Mientras hablaban de esto me sentí identificada no solo con mi historia de transformación personal sino con mi manera de trabajar con los clientes. Cada vez que alguien me pide que lo ayude a bajar de peso, yo le digo que está bien, que trabajaremos en eso pero que mi objetivo es realmente que la persona haga cambios profundos y que forje una nueva identidad,

INTRODUCCIÓN

de manera que esos cambios físicos perduren el tiempo y ya no requieran más de mis servicios.

Pero antes de embarcarte en esta aventura de transformación *henko* y de crear esa nueva versión de ti misma que incluye estar sana y saludable, te pregunto: ¿qué significa para ti estar saludable?

La Organización Mundial de la Salud define la salud como "un estado de completo bienestar físico, mental y social, y no la ausencia de afecciones o enfermedades".

Esto significa que estar sano es tener un cuerpo que funcione bien, una mente clara y centrada, y la capacidad de participar en actividades que promuevan una vida plena. Implica mantener el equilibrio en varios aspectos de la vida, como la nutrición, el ejercicio, el sueño, la gestión del estrés y las relaciones con otros.

Por ejemplo, imagina que vives en la cuarta planta de un edificio y se estropea el ascensor. Decides subir por las escaleras en lugar de esperar, ¿cómo te sentirías al llegar arriba? ¿Capaz de mantener una conversación o completamente sin aliento? Recuerdo cuando una vez, una vecina y yo tuvimos que subir por las escaleras hasta la planta catorce. Cuando llegamos arriba, ella no solo estaba sin aliento, sino que tosía hasta el punto de parecer que se quedaría sin pulmones. Ella tenía poco más de treinta años, yo, cuarenta y dos y, además, llevaba a mi hijo de nueve kilos en mis brazos.

A pesar de su juventud, se notaba su mal estado cardiovascular y su falta de entrenamiento. Subir escaleras es una actividad que deberíamos poder hacer a diario sin dificultad, y haría parte, desde mi punto de vista, de encontrarse en pleno estado de salud.

Ahora bien, es importante tener en cuenta que la salud es un estado en constante evolución. Es una condición en constante cambio debido a la necesidad continua del cuerpo humano de hacer ajustes a situaciones internas y externas. Lo que quiero decir es que la vecina podría mejorar fácilmente su estado cardiovascular y ser capaz de subir hasta el piso catorce utilizando las escaleras, siempre que haga un poco de

INTRODUCCIÓN

ejercicio 2 o 3 veces por semana. Tú puedes hacer lo mismo, trabajar en tu salud para sentirte mejor, sin importar tu situación actual. De hecho, que estés leyendo estas páginas ya es el mejor comienzo posible..

La salud, entonces, es un estado que construimos día a día, con cada pequeño cambio que hacemos en nuestras rutinas. Así fue como, paso a paso, trabajando en sanar mi relación con la comida y mi cuerpo, descubrí una libertad y una paz que nunca imaginé posibles. Ya no se trata solo de perder peso o seguir reglas estrictas, se trata de sentirme bien desde adentro, de disfrutar la comida sin miedo y de verme en el espejo con aceptación y amor. Ahora, cada día es una oportunidad para cuidar de mí misma de una forma amable y respetuosa.

Escribir este libro ha sido el resultado de más de veinte años dedicados al bienestar, la nutrición y el fitness. Mi camino comenzó como ingeniera, pero una profunda pasión por ayudar a las personas a mejorar su relación con su cuerpo me llevó a formarme como instructora de cursos grupales, *coach* de nutrición, entrenadora personal, y especialista en manejo del estrés y la ciencia del sueño. Aquí, quiero compartir contigo los pasos que me ayudaron a transformar no solo mi relación con el cuerpo y la comida, sino también mi vida. Si yo lo logré, estoy segura de que tú también puedes.

1
HENKO EN ACCIÓN: PASO A PASO HACIA UNA VIDA SALUDABLE

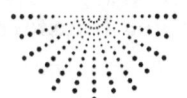

 Los hábitos son más fuertes que la fuerza de voluntad.

— CHARLES DUHIGG, AUTOR DE *EL PODER DE LOS HÁBITOS.*

A lo largo de este libro, te hablaré de cambios pequeños que, al sumarse, crearán en ti una transformación profunda y duradera. Esto es lo que los japoneses llaman *henko*, un cambio sin vuelta atrás. En este capítulo, hablaremos de cómo los hábitos, esas pequeñas acciones diarias, son la base de esa transformación.

Gracias a pequeñas acciones, yo pude lograrlo. Transformé mi relación con la comida y con mi cuerpo, aprendí a valorar el descanso, y entendí que cada pequeño cambio, por mínimo que pareciera, sumaba. Paso a paso, todo eso se convirtió en algo mucho más grande: una vida saludable, sin extremos ni sacrificios que me alejaran de mí misma.

Y eso es justamente lo que deseo para ti: que descubras que no necesitas hacerlo todo perfecto ni vivir a dieta para sentirte bien. Solo necesitas empezar, paso a paso, y permitirte construir una versión más libre, más fuerte y más conectada contigo misma.

No tenía previsto incluir este capítulo, pero mientras escribía me di cuenta de que entender cómo se forman los hábitos es fundamental. Este conocimiento te da el poder para cambiar aquellos hábitos que no te sirven y reemplazarlos por otros que te acerquen más a esa versión de ti que deseas construir.

No todo tiene que cambiar de golpe. A veces, **un solo hábito pequeño y sostenido puede iniciar una transformación completa.** Charles Duhigg, en su libro *El poder de los hábitos*, habla del ejercicio como un hábito clave, capaz de desencadenar una cadena de cambios positivos. Por ejemplo, muchas personas que empiezan a moverse -ya sea con una simple caminata diaria o una clase de baile a la semana- notan que también comienzan a comer mejor, a dormir con mayor calidad, a sentirse más productivas y a reducir el estrés. Es decir, **una acción sencilla puede ser el primer paso hacia una nueva versión de ti misma.**

Por eso, no se trata de cambiarlo todo al mismo tiempo, sino de integrar uno o dos hábitos a la vez, con intención y constancia. Al hacerlo, verás cómo poco a poco cada aspecto de tu vida comienza a alinearse de forma más natural hacia una versión más saludable, más fuerte y más conectada contigo. Verás entonces que cada acción que tomas es como un voto hacia la persona que deseas ser.

Como me lo dijo una clienta luego de finalizar uno de mis programas:

> *Gracias, Yeli, por guiarnos de la mano hacia un estilo de vida más saludable. Esta experiencia ha sido profundamente enriquecedora y me ha enseñado la verdadera importancia de adoptar buenos hábitos.*

Eso es lo quiero para ti, y en este capítulo quiero mostrarte cómo la verdadera transformación no llega con cambios drásticos, sino con pequeños pasos que, con el tiempo, crean un *henko* en tu vida, un cambio sin retorno hacia un bienestar duradero.

¿POR QUÉ EL CEREBRO AMA LOS HÁBITOS Y POR QUÉ TÚ TAMBIÉN DEBERÍAS?

¿Alguna vez te has dado cuenta de que puedes conducir hasta casa sin recordar cómo llegaste? O tal vez has abierto el refrigerador y ni siquiera recuerdas por qué. Eso es el cerebro trabajando en modo ahorro de energía, ya que su misión es la de conservar el máximo esfuerzo posible y automatizar lo que pueda, convirtiendo rutinas en hábitos.

Imagínate si cada vez que quisieras cepillarte los dientes o abrocharte los zapatos tuvieras que concentrarte como si fuera la primera vez. ¡Sería agotador! Así que el cerebro, en su esfuerzo de hacernos la vida más fácil, intenta convertir cualquier acción que repitamos –buena o mala– en un hábito. Y mientras más actividades se convierten en automáticas, menos decisiones tenemos que tomar en un día.

Mentes brillantes como Steve Jobs y Barack Obama simplificaron decisiones cotidianas, como qué ropa usar y así reservar su energía mental para decisiones más importantes. De hecho, si buscas videos o fotos de Steve Jobs verás que siempre iba vestido de camisa negra, jeans y tenis blancos; de ese modo, tendría más capacidad cognitiva para la toma de otro tipo de decisiones que él consideraba más importantes. Nuestro cerebro hace lo mismo: automatiza rutinas para ahorrar energía, aunque no siempre distinga entre lo que nos beneficia y lo que no.

Cualquier decisión, por pequeña e insignificante que parezca, consume parte de tu energía, y el cerebro se convierte en un administrador de tareas eficiente, diciendo: "Ya que haces esto todos los días, déjamelo a mí para que te enfoques en lo importante". Pero, claro, este mismo mecanismo es tanto nuestro aliado como nuestro enemigo: el cerebro no distingue entre hábitos positivos, como tomar agua, y aquellos que no lo son tanto, como comerse una bolsa entera de papitas mientras trabajas o ves la tele. Lo que el cerebro registra es la repetición.

El cerebro establece estos hábitos con el llamado **bucle del hábito**, una especie de circuito interno de tres etapas que usa para automatizar nuestras rutinas.

Primero está la señal o detonante, que es el estímulo que desencadena el hábito. Puede ser una situación, una emoción, o un momento específico del día y es la señal que le indica a tu cerebro que inicie el comportamiento. Muchas veces al sentarte a ver tu serie favorita se te antoja, sin pensarlo, algo salado. El detonante es la acción de ver televisión y el hábito es la ingesta del alimento.

Luego está la rutina, que puede ser física, mental o emocional, y comprende el comportamiento o acción que realizas en respuesta a la señal. Este es el propio hábito, y puede ser cualquier acción, desde hacer ejercicio hasta comer algo cuando te sientes estresado. En el ejemplo anterior, la rutina era buscar y comer el alimento salado.

Por último, está la recompensa, que es el beneficio que obtienes al completar la rutina. La recompensa puede ser física (como la energía después de un entrenamiento), emocional (como la satisfacción de comer algo que disfrutas, como en el ejemplo anterior), o mental (una forma de desconectarte de tus pensamientos). Esta recompensa refuerza el hábito, ya que tu cerebro asocia la señal con el placer de la recompensa.

¿Puedes pensar en algún ejemplo de tu vida cotidiana que sirva de ejemplo de este ciclo?

Yo te lo puedo ilustrar con mis episodios de atracones de comida. La señal era, sobre todo al inicio, la sensación de no tener el control. Por ejemplo: un cambio de horario o la cancelación de una actividad programada. La rutina era buscar el alimento y comer sin parar, generalmente era arroz, leche en polvo con agua, harina y azúcar, o arroz con leche: alimentos ricos en carbohidratos y, a su vez, dulces. Mi recompensa no era el alimento en sí, sino la sensación temporal de evasión. Sentía calma y mucho alivio, como cuando terminas una tarea ardua y sientes que te quitas un peso de encima.

Luego venía la sensación de culpa que era a su vez la señal para otras rutinas que buscaban compensar la ingesta excesiva de calorías. Por ejemplo, la rutina aquí podía ser entrenar en exceso, tomar laxantes o no comer al día siguiente, así sentía que tenía el control sobre mis calorías y esta era mi recompensa.

Comprender este bucle me cambió la vida. Más adelante fui capaz de identificar detonantes y remplazar estas rutinas por otras más sanas. Lo que quiero que entiendas con esto es que los hábitos no son inmutables ni escritos en piedra, podemos ignorarlos, modificarlos o incluso reemplazarlos por completo. Al comprender cómo funcionan, tenemos el poder de cambiar cualquier hábito y construir una versión de nosotras que refleje mejor lo que queremos ser. Al final, nuestros hábitos están aquí para servirnos, no para controlarnos.

Te cuento un hábito que era parte de mi rutina para dormir hasta que entendí lo mucho que me perjudicaba. Yo pensaba que, para quedarme dormida, necesitaba pasar unos minutos con mi celular, navegando en redes sociales. Si lo ponemos en términos del bucle que mencionamos antes, el detonante era irme a dormir, la rutina era tomar el celular, y la recompensa era quedarme dormida.

Te sientes identificada o conoces a alguien que tenga este hábito, ¿cierto? Esa sensación de que revisar el teléfono es la manera más fácil de desconectar al final del día. Pero ¿realmente es así?

Este hábito es común, se puede presentar de muchas otras maneras: revisar correos apenas te despiertas, ver tus redes sociales durante la comida, o en automático encender el televisor al llegar a casa. Estos hábitos comparten algo en común: son respuestas automáticas a detonantes específicos y ofrecen recompensas que sentimos inmediatas. Cambiarlos requiere identificar qué los desencadena, qué rutina los sigue, y qué recompensa estamos buscando.

En el ejemplo que te comentaba antes, no fue sino hasta que empecé a leer sobre la higiene del sueño que entendí cuánto me afectaba revisar mi teléfono celular antes de dormir. Como verás en el capítulo sobre el sueño, la luz azul de la pantalla interfiere con la producción de melatonina, la hormona que le dice a nuestro cuerpo que es hora de dormir. Así que, aunque a corto plazo el celular me ayudaba a sentirme relajada, en realidad estaba impidiendo que tuviera un sueño profundo y reparador.

Cambiar este hábito no fue fácil. Sabía que eliminar el celular de mi rutina nocturna me haría sentir que algo faltaba, así que decidí sustituirlo. Ahora, en lugar de mirar la pantalla, tomo un libro. La lectura se ha convertido en mi nueva rutina antes de dormir. Al principio me costó adaptarme, pero con el tiempo, leer unas páginas me ayuda a relajarme, y siento cómo mi mente y mi cuerpo se preparan de forma natural para descansar.

Este cambio me ha permitido mejorar tanto la calidad de mi sueño como la forma en que me siento al día siguiente. Me despierto más descansada y sin esa sensación de pesadez en los ojos que tenía antes. Ahora entiendo que ese pequeño ajuste en mi rutina ha hecho una gran diferencia en mi bienestar general.

¿CÓMO SE CONSTRUYEN NUEVOS HÁBITOS Y SE ELIMINAN OTROS?

Al hablar de hábitos, tanto los que queremos crear como los que buscamos dejar atrás, James Clear en *Hábitos atómicos* ofrece algunos conceptos que me han ayudado. Primero, él explica que, para construir nuevos hábitos, necesitamos hacerlos visibles y atractivos, integrándolos en nuestra vida cotidiana de manera que prácticamente se vuelvan inevitables.

Por ejemplo, un hábito que integré en mi vida fue caminar unos minutos cada mañana para recibir luz solar, un ritual que fortalece los ritmos circadianos (hablaremos sobre esto en el capítulo cinco).

¿Cómo lo logré? Bueno, en ese momento tenía un perrito que necesitaba salir a hacer pipí apenas despertaba, así que ese hábito era no negociable. Todos los días salíamos juntos, lloviera, nevara o hiciera frío, y créeme que, viviendo en Canadá, esto significaba temperaturas extremas en invierno. Pero lo hacía siempre, y, una vez establecida la rutina, quedó como un pilar en mi vida. Ahora, cada vez que me despierto, salir a caminar un poco al aire libre es una actividad que hago casi sin pensarlo.

La idea es que, cuando queremos implementar un nuevo hábito, nos beneficiamos al asociarlo con otro que ya esté bien establecido. Clear llama a esto el apilamiento de hábitos: tomas una acción ya presente en tu rutina (como sacar al perro) y añades el nuevo hábito (recibir luz solar en la mañana). Así, el esfuerzo es mínimo, y el hábito comienza a desarrollarse con menos resistencia. Podrías probar algo similar, como beber un vaso de agua al sentarte a desayunar, o hacer unos minutos de respiración profunda después de cepillarte los dientes.

Ahora, en cuanto a eliminar malos hábitos, Clear nos aconseja hacerlos lo menos accesibles posible, incluso incómodos. Piénsalo como esos antojos de postre después de comer. Antes, yo sentía que siempre necesitaba un dulce al final de la comida, y aunque todavía me doy el gusto de vez en cuando, entiendo que no es necesario para tener una nutrición balanceada. ¿Cómo logré reducir ese hábito? Hice el postre menos visible: dejé de comprar dulces en grandes cantidades y, en su lugar, mantengo solo unos pocos para ocasiones especiales. Al reducir el acceso y hacer el postre menos "automático", poco a poco eliminé la costumbre diaria de buscar un alimento dulce.

También aprendí a cambiar mi perspectiva sobre ese hábito: me enfocaba más en cómo me sentiría después de no comer el postre, recordando que tenía control sobre esa decisión. Clear menciona que cuando logramos ver los hábitos como elecciones que podemos ajustar, se vuelven más manejables. Es como decirle a tu mente: "esto no lo necesito, solo lo quiero, y hoy, elijo no tenerlo".

Te cuento una historia personal: hubo un tiempo en el que fumaba, y mucho. Te hablo de veinte cigarrillos diarios como mínimo. Lo que más recuerdo de ese hábito no era la necesidad de fumar en sí, sino cómo estaba atado a otras rutinas. Por ejemplo, no podía manejar en el tráfico sin encender un cigarrillo. Se convirtió en un ritual automático: sentarme al volante, encender el motor y, al instante, prender un cigarro.

Sucedía también con mis amigos de la universidad. Nos reuníamos por la mañana, y casi todos pedíamos un café mientras encendíamos un cigarrillo. Era tan común que parecía que la experiencia del café no estaba completa sin fumar. Algo similar ocurría al beber alcohol: en un punto, me resultaba inimaginable disfrutar de una copa sin un cigarrillo en la mano. El hábito de fumar estaba entretejido en mi vida diaria, no como una necesidad física, sino como parte de varios rituales.

Es interesante cómo el cerebro conecta ciertos estímulos con acciones específicas. En estos casos, el detonante era manejar, tomar café o beber alcohol, y la rutina era fumar. La recompensa era la sensación de relajación o el simple placer de cumplir con esa costumbre. Pero, como mencioné antes, el cerebro no distingue entre lo que es positivo o negativo; simplemente repite lo que haces con frecuencia.

Entonces, ¿cómo rompí con este hábito? Fue cuando empecé a notar que estaba afectando algo que amaba: mi capacidad para bailar flamenco. Recuerdo una ocasión, durante un show, en la que sentí que no tenía la misma fuerza ni energía de siempre. Mis movimientos se sentían más pesados, menos fluidos. Ese momento me hizo reflexionar y darme cuenta de que algo que consideraba una rutina inofensiva estaba interfiriendo con una parte fundamental de mi identidad.

No tuve que esperar a una gran crisis para cambiar. A veces, basta con escuchar las señales sutiles que nos da el cuerpo. Desde entonces, cada vez que sentía el impulso de fumar, optaba por una goma de mascar. Un gesto pequeño, pero que marcó el inicio de una decisión poderosa.

Cuando elegimos hábitos de manera consciente podemos construir una versión de nosotras mismas que nos haga sentir orgullosas, paso a paso, sin presión y disfrutando del proceso. Los hábitos, si así lo decidimos, están aquí para trabajar a nuestro favor.

MODIFICA TU ENTORNO PARA FACILITAR CAMBIOS.

Formar hábitos que realmente se mantengan en el tiempo es más sencillo cuando creamos un entorno que los respalde. Una de las cosas que he aprendido es que el entorno juega un papel fundamental: si queremos comer más saludable, por ejemplo, organizar nuestra cocina es clave. En mi caso, decidí mantener a la vista siempre las frutas y verduras frescas y fáciles de agarrar; no solo es un recordatorio visual, sino que cuando el hambre ataca, es mucho más probable que tome una manzana si está lista y accesible en la mesa. Este pequeño cambio facilitó una decisión que, en otro caso, me hubiera costado más hacer.

Lo otro que hago es evitar comprar ciertos alimentos, por ejemplo, mantequilla de maní. La evito porque me gusta demasiado. No es una restricción, sino una barrera que me pongo yo misma, y de esta manera cuando de verdad quiero un poco, debo colocarme los zapatos, tomar el ascensor y salir a comprarla.

¿Y tú? ¿Hay algún alimento que disfrutes tanto que te cuesta comerlo con moderación? Pensar en esto puede ayudarte a tomar decisiones más conscientes y a crear tus propias estrategias, sin sentir que estás "a dieta".

Otro cambio sencillo fue dedicar unos minutos el fin de semana para organizar mi semana en término de comidas. Esto suena complicado, pero en realidad puede ser algo tan simple como lavar y cortar frutas o verduras que luego puedo ir consumiendo sin esfuerzo. También me ha servido preparar algunas porciones de proteína, como pollo o tofu, y guardarlas en el refrigerador para tener una base lista para mis comidas. Estas rutinas de organización me evitan tomar decisiones impulsivas y me permiten concentrarme en lo que realmente me importa: mi bienestar.

Los hábitos también se fortalecen cuando los asociamos a acciones que ya forman parte de nuestra rutina diaria. Por ejemplo, si quiero recordar hidratarme más, siempre tengo una botella de agua a la vista, en mi escritorio, y eso me recuerda tomar unos sorbos entre cada tarea. Además, antes de tomar mi café de la mañana, un vaso de agua se ha vuelto un paso no negociable, al punto de no poder probar el café sino hasta después de haber tomado agua.

Claro que no siempre es fácil. Siempre habrá días en los que las cosas no salgan como esperaba, pero anticipar esos momentos también me ha ayudado. Por ejemplo, sé que los lunes tiendo a sentirme más cansada, así que tengo un plan B listo: en lugar de un entrenamiento completo, me doy el permiso de salir a caminar o hacer una sesión de yoga breve. No se trata de cumplir con una perfección rígida, sino de mantener la continuidad, incluso si eso significa ajustar la intensidad.

A veces también ayuda compartir mis metas con alguien. Contar mis logros o desafíos a una amiga, aunque sea solo a través de mensajes, me da una motivación extra. Me da esa sensación de que alguien más me apoya, y es reconfortante tener a alguien que también me ayude a celebrar los logros o a replantearme cuando no ha funcionado como esperaba.

Y eso es exactamente lo que hago como *coach*. Acompaño a mujeres en su proceso de transformación, paso a paso, para que no tengan que hacerlo solas. Establecemos metas realistas, ajustamos lo que sea necesario, y celebramos cada avance, por pequeño que parezca. Si te gustaría contar con una guía en tu camino hacia una vida más saludable y equilibrada, escríbeme a info@yelitzagarcia.com con la palabra *"Coaching"* en el asunto. Será un gusto caminar contigo en este proceso.

Integrar estos hábitos en mi rutina puede sonar complejo, pero, al final del día, estos ajustes están aquí para hacerme la vida más fácil, no más complicada. Crear un entorno y una rutina que me ayuden a cumplir mis metas significa que los hábitos se vuelven naturales y sostenibles. Lo mejor es que cada uno de estos cambios se va sumando, y poco a poco, me doy cuenta de que vivir de forma saludable ya no se siente como un esfuerzo; es la forma en que vivo.

HERRAMIENTAS PARA CREAR LA VIDA QUE QUIERES, UN HÁBITO A LA VEZ.

Antes de entrar en cada área específica –nutrición, actividad física, sueño, ritmos circadianos y salud mental– quiero compartir contigo **10 tips prácticos y sencillos** que pueden servirte como punto de partida para construir nuevos hábitos y dejar atrás aquellos que ya no te benefician.

Estas estrategias están inspiradas en los libros *Hábitos atómicos* de James Clear y *El poder de los hábitos* de Charles Duhigg, y han sido claves tanto en mi vida como en la de las personas con las que he trabajado.

Piénsalas como una caja de herramientas para empezar a crear, poco a poco, esa versión de ti que quieres construir.

PARA INTEGRAR NUEVOS HÁBITOS QUE TE ACERCAN A TU META.

1. **Empieza con algo muy pequeño.**

Clear sugiere que el primer paso de un hábito debe ser tan pequeño que sea imposible decir no. Si quieres hacer ejercicio, empieza con solo 5 minutos al día. El objetivo es crear consistencia; una vez que el hábito esté en marcha, puedes aumentar gradualmente el tiempo o la intensidad.

2. **Apila el hábito nuevo a uno ya existente.**

Duhigg y Clear coinciden en la importancia de asociar el nuevo hábito con una rutina ya establecida, el método de apilamiento de hábitos que mencionamos antes. Haz 10 sentadillas mientras esperas que el café se prepare, o camina mientras hablas por teléfono. Cuanto más automático sea, más fácil será mantenerlo.

3. **Haz el hábito visible.**

Clear habla de hacerlo obvio: Si tienes una cuerda para saltar, una banda elástica o una colchoneta de yoga, déjala a la vista. Si tu material de entrenamiento está accesible, será más fácil motivarte a moverte.

4. **Encuentra un ancla emocional.**

Duhigg menciona que los hábitos se mantienen cuando tienen una recompensa emocional. Conecta tu nuevo hábito a una recompensa interna (no externa). Después de meditar, reconoce el sentimiento de calma y satisfacción que te da. O después de haberte ido a dormir un poco más temprano, reconoce cómo el día siguiente te sentiste más productiva y de mejor humor durante la jornada. Esta conexión emocional hará que sea más fácil repetir el hábito.

5. **Usa la técnica de la identidad.**

Clear sugiere pensar en los hábitos como una afirmación de la persona que deseas ser. En lugar de decir "quiero correr todos los días" di "soy una persona activa". Este cambio de mentalidad hace que el hábito se sienta más natural y arraigado en tu identidad. Yo usé esta técnica cuando decidí escribir este libro. Queda claro que al ser mi primer libro se sentía un mundo desconocido y no sabía bien cómo lograrlo. Pues en vez de decir: "quiero escribir al menos X páginas cada día", me dije, "ahora soy una autora que está escribiendo su primer libro".

6. **Haz un compromiso con otra persona.**

Como te comenté antes el apoyo social es clave para fortalecer un hábito. Busca una amiga o un grupo que también quiera integrar ese hábito y compártelo con ellas. Aquí también entra en juego el papel que jugamos los *coaches* o mentores, ya que no solo te guiamos, sino que te apoyamos a lo largo del proceso. Somos personas con las que tienes un compromiso y que estamos ahí para ayudarte a llevarlo a cabo día tras día.

7. **Planifica los obstáculos de antemano.**

Clear recomienda anticipar posibles obstáculos y crear un plan. Si quieres hacer ejercicio en la mañana, pero sabes que es difícil, prepárate la noche anterior: deja tu ropa de ejercicio lista y a la vista. Así, reduces la fricción y haces que el hábito sea más fácil de realizar. Lo mismo aplica si te cuesta incorporar frutas y vegetales por falta de tiempo durante la semana, dedica unos minutos el domingo para cortar varios vegetales y frutas. Así, solo tendrás que abrir el refrigerador y alcanzar un pedazo, sin complicaciones y siempre listo para disfrutarlo. Para mí esto fue clave luego de haber tenido a mi bebé, pues al no saber exactamente a qué hora despertaría en la mañana o de cuántos minutos sería su siesta, tener un plan me ayudó a continuar con mis rutinas.

8. **Asocia el hábito a algo positivo.**

La motivación es clave para que el hábito se mantenga, pero es limitada, así que es beneficioso crear un vínculo positivo con algo que nos haga sentir bien. Al pensar en el beneficio a largo plazo que el nuevo hábito te brindará, como sentirte con más energía o mejorar tu bienestar, lo haces más atractivo y menos forzado. En el contexto de la salud, es importante evitar crear vínculos con nuestro peso o nuestra apariencia. Más bien, enfócate en cómo el hábito impacta tu salud desde adentro: la vitalidad que sientes, la claridad mental, y el bienestar general que alcanzas. Esto te permite crear un vínculo positivo con el hábito, sin la presión de cumplir con un ideal estético.

9. **Aplica la técnica de 2 minutos.**

Clear recomienda comenzar el hábito con una versión de solo 2 minutos. Si tu objetivo es leer o entrenar más, empieza leyendo o entrenando 2 minutos al día. Esto reduce la resistencia inicial y, al lograrlo fácilmente, puedes construir sobre ese pequeño logro. Siempre le digo a mis clientas que lo primero que deben hacer para empezar a entrenar es dejar de pensar que necesitan de una hora diaria, ya que en lugar de motivarlas a empezar las desanima porque consideran que no tienen el tiempo necesario. Muchas veces, para comenzar, es mejor hacer 2 minutos de movimiento varias veces al día, e ir progresando hasta llegar a 2 sesiones de 10 minutos o 1 de 20.

10. **Sé paciente y celebra los progresos.**

Crear un hábito toma tiempo, y reconocer pequeños avances es fundamental. Celebra los logros, aunque sean mínimos, y ten paciencia contigo misma. Los pequeños triunfos acumulados son los que realmente consolidan los cambios. Recuerda disfrutar del proceso y recordar siempre que estás forjando una nueva identidad.

PARA ELIMINAR HÁBITOS QUE QUIERES DEJAR ATRÁS.

1. **Haz el hábito invisible.**

Si por ejemplo quieres dejar de consumir *snacks* poco saludables, intenta no tenerlos en casa. Como dice Clear, hazlo invisible. Si el desencadenante no está a la vista, la tentación será menor. ¿Recuerdas lo que te comenté de la mantequilla de maní? Otro ejemplo es ver el celular cuando nos despertamos en medio de la noche. Por algún motivo nos morimos de curiosidad por saber qué hora es cuando nos despertamos de madrugada a hacer pipí o al escuchar a nuestro bebé diciendo "¡mamá!". Una excelente manera de evitar esto: deja el celular fuera de tu cuarto.

2. Aumenta la fricción.

Para esos hábitos que ya no te sirven, Clear recomienda hacerlos más difíciles de realizar. Si quieres reducir el tiempo en redes sociales, elimina las aplicaciones del teléfono y accede a ellas solo desde tu computadora. Al hacer el hábito menos accesible, te costará más repetirlo. Yo no he logrado eliminar las aplicaciones de mi teléfono celular pero sí he eliminado las notificaciones, de manera que sea yo quien decida cuando voy a revisar mis redes sociales.

3. Redefine el hábito como poco atractivo.

Cambia tu perspectiva sobre el hábito que quieres eliminar y reflexiona sobre las consecuencias de ese hábito en tu salud o bienestar, como el impacto que tiene en tu energía o en tu estado de ánimo. Duhigg menciona que pensar en los efectos negativos de un hábito puede ayudar a reducir su atractivo. Cuando te sientas tentada a ver otro episodio de Netflix a pesar de que ya es hora de dormir, piensa en cómo te sentirás mañana y en cómo, cuando no duermes lo suficiente, rindes menos en el trabajo y estás más irritable no solo en la oficina, sino también en casa.

4. Cámbialo por algo más positivo.

En lugar de eliminar un hábito, sustitúyelo por uno saludable. Si sueles comer postre después de las comidas, podrías reemplazar ese hábito con una caminata corta, o tomar una infusión. Esto crea una nueva rutina positiva.

5. Cambia el detonante.

Identifica la señal que activa el hábito. Si acostumbras a sentarte en el sofá apenas llegas a casa después del trabajo y eso te lleva a postergar cualquier actividad física, intenta cambiar el detonante. Podrías dejar tus zapatos deportivos a la vista, junto a la puerta de entrada, para que te sea más fácil comenzar una caminata o una rutina ligera antes de acomodarte en el sofá. O mejor aún, lleva tu ropa deportiva a la oficina, cámbiate antes de salir y haz la caminata antes de entrar a casa. Así, cambias el impulso inicial y le das prioridad a tu nuevo hábito saludable.

6. **Define un tiempo o espacio para ese hábito que deseas sustituir.**

Clear sugiere establecer un momento específico para evitar el hábito. Podrías definir que las redes sociales solo se usan hasta las 8 p.m. Esta regla te da un marco de control sin que sientas que debes eliminar el hábito de inmediato. Para mí las pantallas se apagan a las 9:30 p.m. Así sé que estaré lista para mi descanso lo suficientemente temprano como para despertarme con energía cuando mi alarma humana (mi hijo) despierte entre 6 a.m. y 6:30 a.m.

7. **Comprométete con alguien.**

Al igual que cuando hablamos de integrar nuevos hábitos, compartir tu meta de eliminar el hábito que ya no te sirve con una amiga o familiar crea responsabilidad. Duhigg explica que, al rendir cuentas a otra persona, es más fácil mantener el compromiso de cambiar. Puedes incluso usar las redes sociales y hacer un post que diga que a partir de ahora te desconectarás a las 10 p.m., así te sentirás obligada a cumplir con tu palabra.

8. **Recuerda la sensación positiva de evitar el hábito.**

Reflexiona en cómo te sientes cuando logras evitar ese hábito que te aleja de tus metas. Al recordar la sensación de logro y control, fortaleces tu voluntad de continuar sin realizarlo. Piensa en la última vez que lograste resistir la tentación de ese hábito que sabes que no te beneficia, como en mi caso, fumar. No te miento, en algunas ocasiones, en los primeros meses después de haber dejado ese hábito, me sentía tentada a retomarlo; sobre todo en presencia de alguno de los detonantes que te comenté, un café con los amigos, unas copas. Sin embargo, recordar cómo había mejorado mi capacidad cardiovascular desde el día que decidí no fumar más, me sirvió para no caer en la tentación. Igualmente, sentir la satisfacción de haber tomado una decisión alineada con mis metas y vivir esa sensación de logro y control es muy poderoso; cada vez que te enfocas en cómo te hace sentir, estás reforzando tu voluntad para mantener el cambio. Usa esa satisfacción como un recordatorio de que eres capaz de elegir lo que te beneficia.

9. **Redefine la recompensa.**

Muchas veces un hábito que no nos beneficia ofrece una recompensa rápida. Imagina que tienes el hábito de revisar redes sociales cada vez que te sientes aburrida o estresada. Esto te da una recompensa rápida, porque te distrae y te da un respiro inmediato. Pero, al mismo tiempo, te aleja de otras actividades que podrían beneficiarte a largo plazo. En lugar de abrir redes sociales, podrías reemplazar ese hábito con una caminata corta o algunos estiramientos, que también reducen el estrés y te dejan sintiéndote más relajada, sin esa sensación de haber perdido el tiempo.

10. **Ten compasión contigo misma.**

Cambiar y sustituir hábitos que queremos dejar atrás no siempre es fácil, y puede llevar tiempo. Acepta que los avances son graduales y que incluso si tienes recaídas, eso no define tu progreso. Lo importante es la constancia y la voluntad de seguir intentando.

. . .

Integrar nuevos hábitos y dejar atrás los que ya no nos benefician no es un proceso de perfección, sino de constancia. Cada pequeño cambio, cada ajuste, y cada hábito que adoptamos es un paso hacia una versión de nosotras mismas que se siente más fuerte y más plena. Si hay algo que espero te que lleves de este capítulo es que no necesitas cambios drásticos ni una disciplina inquebrantable para vivir mejor: solo necesitas pequeños pasos consistentes.

Cambio mi vida con acciones, no pensando en –algún día– ejecutar esas acciones.

Tus hábitos son el reflejo de tus prioridades y tus sueños. Cambiarlos no requiere una transformación instantánea ni disciplina perfecta, solo pasos pequeños y consistentes. Recuerda, cada acción que tomas es un voto hacia la persona en la que quieres convertirte. ¿Cuál será tu próximo paso?

Quizás se te hace difícil contestar esa pregunta, y lo entiendo. A veces necesitamos ejemplos reales para inspirarnos y motivarnos. Por eso, quiero invitarte a que me sigas en Instagram (@yelitzagarciagg), donde comparto mi día a día, te doy tips y te muestro cómo aplico todos estos hábitos de los que hablo en este libro.

Antes de continuar, te quiero decir que mi intención es ser honesta contigo: ningún cambio real y duradero vino solo de contar calorías, hacer ejercicio o seguir rutinas. Mi transformación comenzó de verdad cuando me atreví a mirar hacia adentro, y cuando entendí que comer no es solo un acto físico, también es emocional. Lo que pensamos, lo que sentimos y cómo nos tratamos a nosotras mismas influye profundamente en nuestras decisiones diarias.

Porque cuando te nutres de verdad –en cuerpo, mente y emociones– también florecen otras áreas de tu vida: te vuelves una mejor compañera, una madre más presente, una profesional más enfocada, una mujer con más energía, claridad y propósito.

Por eso, este libro no está solo lleno de estrategias de nutrición o movimiento, sino de herramientas para reconciliarte contigo, con tu historia y con tu proceso.

REFLEXIONA Y APLICA

¿Cuál es un hábito saludable pequeño que podrías integrar hoy mismo sin que te suponga un gran esfuerzo?

Ejemplo práctico: empieza con un cambio pequeño que puedas mantener, como caminar 5 minutos cada día o hacer un seguimiento a tu consumo de agua.

2
EL YUM. VIVIR SALUDABLE Y SIN DIETAS

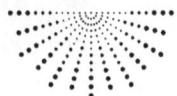

Come comida. No mucha. Sobre todo, plantas.

— MICHAEL POLLAN, AUTOR DE *EN DEFENSA DE LA COMIDA.*

Parece ser un lugar común pensar que para ser saludable hay que hacer dieta. Y hacer dieta implica sacrificios, restricciones y amarguras. Yo estoy aquí para decirte que no debe ser así.

La comida es más que un puñado de calorías, es combustible para tu mente y para tu cuerpo, es alimento para tus células. En pocas palabras, la comida es vida y salud, y no es ni buena ni mala. En algún momento creíste que no debías comer tal o cual alimento porque eso era malo, y que debías comer más de otro, que era bueno. Esa dualidad debe terminar. Los alimentos no son ni buenos ni malos, son simplemente alimentos. Esto fue uno de los aspectos más sorprendentes de mi certificación como *coach* en Nutrición: aprender cómo el cuerpo descompone cada alimento que consumimos y cómo luego lo utiliza para generar la energía que necesita para funcionar de manera eficaz. Es increíble.

Por eso este capítulo debe llevar un poco de teoría, porque una vez que veas a los alimentos como lo que son, aprenderás a amarlos y no les tendrás temor.

LO BÁSICO: LOS MACRONUTRIENTES.

Decidí empezar por aquí porque, como te conté en la introducción, la primera dieta que hice a los trece años consistió en eliminar por completo los carbohidratos, uno de los tres macronutrientes.

Cuando digo carbohidratos me refiero a alimentos como arroz, pasta, pan, cereales, galletas, vegetales y frutas. Entonces, esta primera dieta consistía en eliminar todos esos alimentos y comer solo proteínas y grasas (carne, queso, embutidos, pollo, pescado, aceite, etc.).

Si lo recuerdas, logré perder alrededor de cinco kilos en dos semanas. Continué la dieta por un par de meses más, y la idea era ir reintroduciendo los carbohidratos de manera progresiva. Cada semana un par de vegetales más, luego una fruta y en teoría llegaríamos al balance. Pero yo nunca llegué ahí.

Digamos que esta dieta lo que hizo fue crearme un temor exagerado hacia los carbohidratos e inconscientemente comencé a verlos como el enemigo número uno.

Lo que sucedió a continuación fue que la restricción y el exceso de control me llevó al descontrol: con episodios de atracones de comida que incluían una cantidad excesiva de carbohidratos para compensar lo que no me estaba permitiendo comer.

No fue sino casi veinte años más tarde, haciendo terapia y estudiando, que logré comerme un pedazo de pan sin miedo. Porque aprendí que cada macronutriente tiene una función y cada uno es necesario para tener un estado óptimo de salud.

Cuando profundicé en el tema de la nutrición –y me certifiqué como *coach* en nutrición– cambió por completo mi relación con la comida. Empecé a verla como un combustible para mi cuerpo, en lugar de un simple montón de calorías que debía quemar para no engordar. Comprender cómo utiliza mi organismo los alimentos fue la clave para escapar del círculo vicioso de comer en exceso, sentirme culpable, hacer dieta, perder un par de kilos, sentirme privada, volver a comer en exceso y, así, reiniciar el ciclo.

Por eso creo que, al comprender el papel de los diferentes nutrientes en el cuerpo, podrás, como yo, dar prioridad a los alimentos ricos en nutrientes, podrás crear comidas equilibradas sin temor, podrás vivir la alimentación con libertad y confianza, y perfeccionarás tu capacidad para tomar decisiones en cuanto a tu alimentación que favorezcan tu salud y bienestar.

Antes de entrar en materia, te invito a reflexionar:

¿Qué papel juega la comida en tu vida? ¿Es solo combustible, una fuente de placer, una forma de gestionar emociones, una carga, una obsesión?

¿Alguna vez sentiste miedo a los carbohidratos? ¿Te da miedo comer pan y pasta? ¿Tratas de limitarlos o incluso los eliminaste por completo de tu dieta?

¿Cuánto control sientes sobre tus elecciones alimenticias? ¿Tienes un plan o comes lo primero que encuentras? ¿Tomas decisiones basadas en hambre real o en impulsos/emociones?

¿Has tenido atracones de comida? Piensa si hay algo que lo desencadena y qué tipo de alimentos buscas cuando estás en esta situación.

Si tuvieras que mejorar un solo aspecto de tu

ALIMENTACIÓN, ¿POR DÓNDE EMPEZARÍAS? ¿MÁS PROTEÍNAS? ¿MÁS VEGETALES? ¿MENOS ULTRAPROCESADOS?

¿CÓMO INFLUYE TU ENTORNO EN TUS DECISIONES ALIMENTICIAS? ¿TU PAREJA O FAMILIA TIENEN COSTUMBRES DISTINTAS O CONSUMEN ULTRAPROCESADOS A DIARIO?

Guarda tus respuestas y veamos en detalle la importante función que cumplen los diferentes tipos de alimentos en nuestra salud. Mi esperanza es que luego de aprender un poquito de teoría sea mucho más fácil para ti tomar las riendas de tu alimentación.

LOS CARBOHIDRATOS.

La función principal de los carbohidratos es proporcionarnos energía no solo para las actividades físicas, sino también para las mentales. De hecho, ¿sabías que la fuente de energía preferida de nuestro cerebro es la glucosa (contenida en los carbohidratos)? Por eso es el primer macronutriente del que te voy a hablar y el que nos tomará más tiempo, porque es fundamental y ha sido demonizado en exceso.

Puedes pensar en los carbohidratos como una batería recargable para nuestro cuerpo. Primero, se usan para la energía del día a día. Pero, si comes más carbohidratos de los que necesitas, el cuerpo guarda esa energía extra en un banco de energía (hígado y músculos), similar a cargar una batería de respaldo. Cuando la batería y el banco de energía están llenos, el exceso se convierte en grasa, como si tuvieras demasiadas baterías que ya no puedes almacenar.

En un mundo perfecto entre el 45 y el 65% de la ingesta calórica total diaria viene de la ingesta de carbohidratos. Pero en lugar de pensar en números y calorías, me gustaría que te enfocases en el tipo de carbohidrato que ingieres.

Los carbohidratos suelen clasificarse en carbohidratos simples (azúcares) y complejos (almidones). Los simples son como prender una fogata con papel; te da un calor rápido, pero se apaga enseguida, por eso tienes hambre más pronto. Los complejos son como troncos grandes en una hoguera, que se queman lento y te mantienen satisfecho durante más tiempo. Si construimos nuestras comidas con troncos en vez de papel, tendremos más energía de forma constante. Ejemplos de carbohidratos complejos son los cereales, el maíz, el arroz, la cebada, las legumbres, las judías y el trigo, mientras que ejemplos de carbohidratos simples son los dulces (caramelos), el azúcar (azúcar de caña) y la leche.

La idea es limitar el consumo de carbohidratos simples y optar por carbohidratos complejos y, sobre todo, lo menos procesados posible, como las frutas, verduras, leguminosas y cereales completos. Y no se trata solo de la energía que aportan, sino también de cómo afectan los niveles de azúcar en sangre. Cuando ingerimos carbohidratos simples, como un trozo de pan blanco o un alimento muy dulce, la cantidad de azúcar es mucho mayor que la que aporta un carbohidrato complejo, como una ensalada con legumbres o un poco de avena. Además, los carbohidratos simples generan una menor sensación de saciedad, lo que suele llevarnos a comer en exceso y provoca picos de glucosa más elevados.

Entonces al comer carbohidratos sube el azúcar en sangre y para gestionar esta subida de azúcar el páncreas secreta insulina. La insulina es la hormona que se encarga de tomar este azúcar de la sangre y llevarla a las células, donde son usadas como fuente de energía o se almacenan para un uso posterior en forma de glucógeno en tu hígado y en tus músculos.

Debes tener en cuenta:

- Una vez que las reservas de glucógeno están llenas, la glucosa adicional se convierte en células grasas.

- Si los niveles de azúcar en sangre permanecen elevados debido a una ingesta excesiva de carbohidratos, la insulina sigue buscando glucosa para almacenarla en forma de grasa.
- Cuando el gasto energético es bajo, cuando no te mueves mucho, es más probable que el exceso de glucosa se almacene en forma de grasa en lugar de utilizarse para producir energía.

En otras palabras, cuando hay demasiada glucosa, la insulina indica a nuestro cuerpo que la guarde para más tarde en forma de grasa. De igual manera, cuando hay demasiada insulina en la sangre, las células se confunden y no la reconocen. Imagina que la insulina es como una llave que abre la puerta de las células para que la glucosa entre. Cuando usamos esa llave constantemente con muchos carbohidratos simples, la cerradura empieza a desgastarse y la llave deja de funcionar bien. A esto se le llama resistencia a la insulina: la puerta ya no abre con facilidad, y eso puede llevarnos a almacenar la glucosa sobrante en forma de grasa.

En fin, lo que me gustaría es que a partir de ahora trates de comer más carbohidratos complejos, frutas y vegetales, y menos alimentos empaquetados y ultraprocesados. Podrías, por ejemplo, reemplazar el pan del desayuno por un poco de avena, y empezar a evaluar qué otros cambios puedes hacer de manera de que, poco a poco, la mayoría de los carbohidratos que consumes sean complejos y si son altos en fibra, aún mejor.

Recuerdo el caso de Laura, una clienta que llegó a mí después de haber pasado años haciendo dietas restrictivas, similares a la que yo misma seguía a los trece años. Cuando le entregué su plan de alimentación, entró en pánico al ver la cantidad de carbohidratos que le indicaba consumir a diario. Me dijo que era demasiada comida, y que no entendía cómo eso podía ayudarla a mejorar.

Le pedí que confiara en el proceso. Semanas después, me compartió un mensaje que me hizo sonreír: por primera vez en años, se había comido una arepa sin miedo. Su relación con la comida estaba cambiando. "Me ayudaste a retomar el control de mi bienestar", me dijo. Su historia es prueba de que, cuando aprendemos a alimentarnos desde el conocimiento y no desde el miedo, podemos sanar de verdad.

LA FIBRA COMO UN CARBOHIDRATO CLAVE.

Una de las razones por las que es primordial limitar los alimentos que vienen en un empaque (alimentos ultraprocesados) es porque mientras más procesados son, menos fibra conservan. El consumo de fibra es crucial para alimentar nuestra flora intestinal, ya que los alimentos con fibra son prebióticos, el alimento para las bacterias intestinales buenas que viven en nuestro intestino, también conocidas como probióticos.

Igualmente, el consumo de fibra es importante para prevenir el estreñimiento, o en términos coloquiales, para hacer popó a diario, y sabemos que así el cuerpo se deshace de desechos y toxinas que se acumulan en el sistema digestivo.

Se recomienda que las mujeres consuman una ingesta diaria de 25 gramos de fibra, mientras que los hombres deben consumir 38 gramos. ¿Cuánta fibra diaria crees que consumes? En la siguiente página te dejo una tabla que puedes usar como referencia.

¿Cuántos alimentos de esta tabla consumes a diario? Si aún no consumes los 25 gramos de fibra recomendados diariamente, ¿qué alimentos podrías incluir en tu dieta para lograrlo? Si lo ves como algo complicado, recuerda que la idea no es decir "voy a consumir 25 gramos de fibra todos los días", sino empezar por agregar uno de estos alimentos a una de tus comidas e ir progresando poco a poco hasta llegar a la meta. La clave está en la consistencia, no en la perfección.

Alimentos que constituyen una buena fuente de fibra

Alimento	Tamaño de la porción	Cantidad de fibra (gramos)
Palomitas de maíz o crispetas	¾ taza	13 gramos
Habichuelas	½ taza	9.6 gramos
Arvejas (cocidas)	½ taza	8.1 gramos
Albaricoque (deshidratados)	½ taza	4.7 gramos
Lentejas (cocidas)	½ taza	7.8 gramos
Frijoles pintos (cocidos)	½ taza	7.7 gramos
Higos (deshidratados)	½ taza	7.3 gramos
Ciruelas pasas (deshidratadas)	½ taza	6.7 gramos
Dátiles (deshidratadas)	½ taza	5.9 gramos
Pera (cruda)	1 mediana	5.5 gramos
Aguacate	½ taza	5.0 gramos
Manzana (con cáscara)	1 mediana	4.4 gramos
Frambuesas, moras	½ taza	3.8 - 4.0 gramos
Almendras	1 onza	3.5 gramos
Banana	1 mediana	3.1 gramos
Calabacín (cocido)	½ taza	2.9 gramos
Maní	1 onza	2.7 gramos
Quinua (cocida)	½ taza	2.6 gramos
Brócoli	1 taza	2.4 gramos

COMO DIRÍA CELIA CRUZ: ¡AZÚCAR!

Un tipo especial de carbohidrato es el azúcar, y aunque un dulcito siempre es delicioso, su ingesta en exceso tiene un impacto negativo en nuestra salud. En algunos casos, se encuentra en el interior de los alimentos y en otros casos, se añaden de manera artificial. Los primeros están presentes en frutas, verduras y leche natural, y no debes preocuparte por la cantidad que consumes. Los segundos, los añadidos, los encontramos en la gran mayoría de alimentos procesados y deben ser consumidos en menor cantidad debido a su estrecha relación con el sobrepeso, enfermedades cardiovasculares, diabetes y caries. De hecho, las calorías provenientes de este tipo de azúcares son muy peligrosas, y a continuación te explico por qué.

Si hablamos en términos químicos, al azúcar se le conoce como sacarosa y está compuesto por glucosa y por fructosa. Por un lado, la glucosa es la principal fuente de energía de tu cuerpo y es tan importante que, si no la consumes, tu cuerpo la fabricará. Por otro lado, la fructosa no es esencial para nuestra salud y aunque está presente de forma natural en pequeñas cantidades en algunos alimentos, no se considera un nutriente esencial para el ser humano. No obstante, su consumo ha experimentado un aumento significativo en el último siglo. En el siglo XIX y principios del XX, el estadounidense promedio consumía 15 gramos de fructosa al día, principalmente de frutas y verduras, y hoy en día el consumo es de alrededor de 55 gramos diarios.

Esto fue en parte a la creencia generalizada de que la grasa era mala, un mito muy popular en las décadas de 1970 y 1980. Las personas y los fabricantes de alimentos empezaron a sustituir las grasas, incluidas las grasas saludables, por azúcar refinado (50% fructosa y 50% glucosa), lo que derivó en el uso cada vez mayor de endulzantes mucho más baratos, como el sirope de maíz de alta fructosa, que se obtiene del jarabe de maíz mediante un proceso que aumenta su contenido en fructosa.

El alto consumo de fructosa en la actualidad se debe en parte a que la mayoría de los alimentos que compramos en el supermercado, que vienen en una caja, una lata o una bolsa, llevan azúcares añadidos. De hecho, el sirope de maíz de alta fructosa se encuentra en alimentos como patatas fritas, pretzels, galletas saladas, mezclas de frutos secos salados, chips de maíz, aperitivos con sabor a queso y sopas o caldos enlatados salados, entre muchos otros.

¿Qué tiene de malo la fructosa?

Hay dos problemas con la fructosa que me gustaría que supieras:

1. La fructosa es adictiva, ya que cuanto más comemos alimentos ricos en fructosa, más dopamina se libera y más ganas tiene nuestro cerebro de experimentar de nuevo esa sensación de felicidad y satisfacción. La industria alimentaria lo sabe, y por eso muchos alimentos procesados contienen fructosa en grandes cantidades ya que logran que nuestro cerebro se enganche a esos productos, activando el circuito de placer y haciéndonos desear consumirlos cada vez más.

2. Cuando se consume fructosa, esta pasa al intestino, donde el cuerpo comienza a descomponerla. Aproximadamente el 10% de esta fructosa se transforma en triglicéridos que pasan al torrente sanguíneo y pueden contribuir al almacenamiento de grasa en el organismo. El resto de la fructosa viaja al hígado, lo que puede contribuir a un fenómeno conocido como intestino permeable, que se produce cuando el revestimiento del intestino se vuelve más permeable, permitiendo que sustancias, incluidas partículas que normalmente permanecerán en el intestino, entren en el torrente sanguíneo. Esto puede desencadenar una respuesta inmunitaria y causar inflamación.

Quizás te preguntes si comer muchas frutas es perjudicial debido a que contienen fructosa. Y la respuesta es no. Si bien es cierto que las frutas contienen fructosa, también aportan nutrientes importantes como fibra, vitaminas y minerales. Además, el contenido de fructosa en las frutas no es tan alto. Tomemos los arándanos: para alcanzar 1 gramo de fructosa, necesitarías consumir entre 167 y 200 gramos de arándanos. Por otro lado, una lata de Coca-Cola de 355 ml (12 onzas) contiene 20 gramos de fructosa, ¿ves la diferencia?

La idea es disminuir la cantidad de alimentos ultraprocesados en tu dieta y de esa manera reducir el consumo de azúcares añadidos. Si sientes que te cuesta mucho dejar de comer galletitas o chips, empieza por seleccionar uno de esos alimentos y ponlos fuera de tu alcance. Por ejemplo, una vez tuve una clienta que disfrutaba mucho comer galletas rellenas de chocolate a las 3 p.m. Ella me decía que todas las tardes sentía un antojo muy fuerte y que si no se las comía no era capaz de seguir trabajando. En lugar de restringirle su ingesta de manera abrupta, le dije que lo mejor sería empezar por comerlas solo cuatro días por semana, luego dos y luego solo un día, y poco a poco buscamos una sustitución que la hiciera sentir igual de satisfecha. Empezamos por frutas, luego un puñado de almendras y también intentamos un poco de yogur griego con miel y chocolate oscuro. Le dije que cada vez comprase menos galletas y que las guardase fuera de su vista, así, creamos una especie de obstáculo en caso de sentir la necesidad de consumirlas. La idea no fue prohibir las galletas, sino disminuir su consumo, crear una barrera y encontrar una alternativa que tuviese menos azúcares añadidos. El resultado: al cabo de dos meses las galletas se compran ocasionalmente y se comen solo los fines de semana.

Un hábito sencillo pero poderoso que puedes empezar a cultivar desde ya es leer siempre la lista de ingredientes antes de comprar un producto. Esto te ayuda a tomar decisiones más conscientes y a evitar ingredientes que no aportan a tu bienestar, como el azúcar añadido.

Ten en cuenta que el azúcar puede esconderse bajo muchos nombres, y una pista útil es que la mayoría terminan en "**-osa**": como glucosa, fructosa, sacarosa, maltosa. Así que, si ves algo con ese sufijo, es probable que estés frente a algún tipo de azúcar.

LOS LÍPIDOS O GRASAS.

La mayor parte de la grasa de los alimentos está compuesta por triglicéridos, que son, a su vez, el principal componente del tejido adiposo (grasa corporal) de nuestro cuerpo. Los triglicéridos de los alimentos constituyen, como los carbohidratos, una fuente de energía que ayuda a que nuestro cuerpo funcione como debe. Por su lado, la grasa corporal es importantísima ya que aísla el cuerpo de los cambios extremos de temperatura, actúa como un cojín alrededor de nuestros órganos internos para protegerlos de los traumatismos y es el almacén de las vitaminas A, D, E y K. Así que sí, has leído bien, necesitamos grasita en nuestro cuerpo para sobrevivir. Aspirar a un porcentaje de grasa corporal excesivamente bajo no es saludable.

No sé qué edad tienes, pero yo viví el *boom* de los productos "bajos en grasa o libres de grasa". Recuerdo que en un momento dado las grasas fueron consideradas el enemigo y de hecho empezaron a salir dietas que hacían énfasis en consumir productos bajos en grasa: leche descremada, quesos bajos en grasas, margarina sin grasa, etc. Una vez más fuimos víctimas de información incorrecta, ya que nos vendieron la idea que debíamos eliminar las grasas de nuestra dieta para alcanzar un peso saludable. Afortunadamente la ciencia habló y vimos que estos supuestos estaban alejados de la verdad.

La importancia de consumir grasas a diario.

Te comenté que la grasa tiene algunas funciones específicas dentro de nuestro organismo: proporciona aislamiento y regulación de la temperatura y es una de las principales formas de almacenamiento de energía en el cuerpo.

También son fuente de ácidos grasos esenciales y vitaminas liposolubles (del griego lipos, que quiere decir grasas). Los ácidos grasos esenciales son, como su nombre lo indica, esenciales para nuestra salud; mientras que las vitaminas liposolubles son las vitaminas A, D, E y K, que requieren grasa para su absorción y que son necesarias para diversas funciones fisiológicas, como la visión, la salud ósea y la función inmunitaria. De hecho, al consumir un alimento alto en alguna de estas vitaminas, como por ejemplo el brócoli que es rico en vitamina K, lo mejor es que lo combines con un alimento rico en grasa, como el aceite de oliva o la mitad de un aguacate, para aumentar su absorción.

En cuanto a los ácidos grasos esenciales, tenemos los omegas: omega-3 y omega-6. Los omega-3, en particular, son famosos por su amplia gama de beneficios para la salud. Se encuentran en alimentos como el salmón, las sardinas, la trucha y el atún; en semillas como las de lino, chía y cáñamo; y también en las nueces y los productos de soja. Seguramente ya has visto y quizás comprado algún suplemento de omega-3, te invito a que mires la etiqueta y verifiques las cantidades de EPA y DHA; y si tu objetivo es la salud cerebral y la función cognitiva, debes dar prioridad al DHA; mientras que si tienes problemas cardiovasculares puedes beneficiarte más del EPA.

Por otro lado, los omega-6 se encuentran en los aceites vegetales, como el de soja y canola; y en los frutos secos y semillas, como las pacanas, las nueces, las semillas de sésamo y las semillas de girasol. Son esenciales, sí, pero la cuestión es que la mayor parte de la ingesta de omega-6 del público en general procede de alimentos procesados, como patatas fritas, galletas saladas y bollería, y esto ha cambiado el equilibrio entre ácidos grasos omega-3 y omega-6.

Piensa en los omega-3 y omega-6 como los dos lados de una balanza. Para que tu cuerpo funcione bien, la balanza debe estar en equilibrio. Hoy en día, la balanza suele inclinarse hacia el lado del omega-6 debido a los alimentos procesados, lo cual puede provocar inflamación y problemas de salud. Para equilibrar la balanza te recomiendo incluir más omega-3 en la dieta, como pescado o semillas, y disminuir el consumo de productos procesados.

LOS TIPOS DE GRASA.

Sé que hemos oído hablar de las grasas saludables como el aguacate, los frutos secos, el aceite de oliva, etc. Estos alimentos pertenecen a la familia de grasas saturadas e insaturadas, y ambas son buenas para tu salud , así que la verdadera pregunta es ¿cuáles son las grasas no saludables?

Lo haré lo más sencillo posible: las grasas menos saludables que existen son las grasas trans, por la sencilla razón de que se crean en un laboratorio y nuestro cuerpo no está hecho para digerirlas. Estas grasas afectan negativamente a nuestro corazón, alteran los niveles de colesterol, provocan inflamaciones y causan problemas en los vasos sanguíneos.

Las grasas trans son el resultado de alterar los aceites y añadirles hidrógeno, convirtiéndolos en artificiales y poco saludables. Ellas están presentes en alimentos como la margarina, la manteca vegetal, las patatas fritas, las donas, el pollo frito y esos tentadores productos de panadería y pastelería. En muchos países, como Estados Unidos, Canadá y la Unión Europea, las grasas trans deben figurar en la tabla de información nutricional con el nombre "Grasas trans" o "Trans fat" dentro del apartado de grasas totales, si en tu país no es así, revisa la lista de ingredientes y limita el consumo de alimentos que contengan aceites parcialmente hidrogenados, que son de las grasas trans las más comunes y las más peligrosas.

Las grasas saturadas.

Las grasas saturadas han sido consideradas malas para la salud porque, durante décadas, los estudios las asociaron con un mayor riesgo de enfermedades cardiovasculares. Sin embargo, se demostró que su impacto en nuestro bienestar depende de la fuente, ya que no es lo mismo consumir grasas saturadas de comida ultraprocesada (como bollería industrial o frituras) que, de alimentos naturales como el aceite de coco, la mantequilla, el chocolate negro o lácteos y carnes de buena calidad.

LAS GRASAS INSATURADAS.

Estas grasas se encuentran principalmente en fuentes vegetales. Pueden clasificarse en ácidos grasos monoinsaturados y ácidos grasos poliinsaturados, y ambos forman parte de una dieta saludable. Los monoinsaturados pueden ayudar a reducir el llamado colesterol malo y los poliinsaturados ayudan a nuestro sistema cardiovascular, a nuestro desarrollo cerebral y a nuestro sistema inmunológico.

El aceite de oliva, los frutos secos como almendras, anacardos y pacanas, el aceite de canola, los aguacates, las aceitunas y las mantequillas de frutos secos como la de maní o almendra, por ejemplo, son excelentes fuentes de ácidos grasos monoinsaturados. Mientras que las nueces, las semillas de girasol, el aceite de lino y el salmón, son excelentes fuentes de ácidos grasos poliinsaturados.

Entonces recuerda, aunque fueron demonizadas en su momento, se ha demostrado que el consumo de grasas es esencial para nuestra salud y que el único tipo de grasa que debes evitar son las grasas trans. Trata de incluir siempre un alimento fuente de grasa saludable en tus comidas y meriendas, como un puñado de almendras, medio aguacate o un poco de aceite de oliva en tu ensalada.

LAS PROTEÍNAS.

Recuerdo que la primera vez que entendí la importancia de las proteínas fue cuando entrené para participar en una competencia de *bodybuilding*, en la categoría bikini. Contraté a un *coach* para que me dijera qué comer y cómo entrenar y me resultaba increíble la cantidad de proteína animal que debía consumir. ¡Recuerdo que comía alrededor de 200 gramos de proteína al día! Luego pasé por una etapa de veganismo, es decir, pasé de un extremo al otro, y en esa etapa de veganismo aprendí que las proteínas también se podían conseguir en el mundo vegetal.

Así que, si te gusta consumir productos de origen animal, o si por el contrario eres vegetariana o vegana, es importante que tengas en cuenta que las proteínas juegan un papel fundamental para nuestra salud.

Aunque no son una fuente primaria de energía como los carbohidratos y las grasas, las proteínas son primordiales para construir y reparar los tejidos del cuerpo. Están compuestas por aminoácidos, y hay nueve de ellos que se consideran esenciales, el cuerpo no puede producirlos por sí mismo y deben obtenerse a través de la alimentación. Una dieta deficiente en estos aminoácidos puede afectar negativamente diversas funciones corporales: desde la síntesis de proteínas y el fortalecimiento del sistema inmunológico, hasta el crecimiento, el desarrollo y la reparación celular. Además, su falta puede influir en nuestro estado de ánimo y en la función cognitiva, ya que participan en la producción de serotonina y dopamina. También es común experimentar debilidad muscular, fatiga y bajo rendimiento físico cuando no se consumen en cantidades adecuadas. Por eso, asegurar una ingesta suficiente de proteínas de calidad es clave para el bienestar general.

¿Cómo consumir los nueve aminoácidos esenciales a través de nuestras dietas?

Esto es lo primero que debes saber: hay proteínas completas e incompletas. Una proteína completa es aquella que contiene los nueve aminoácidos esenciales en las cantidades adecuadas que el cuerpo necesita para una salud óptima. Consumiendo alimentos (o combinaciones de alimentos) que tengan proteínas completas, estaremos haciendo un buen trabajo.

Los alimentos que se consideran proteínas completas incluyen productos de origen animal como la carne, las aves de corral, el pescado, los huevos, los productos lácteos (como la leche, el queso y el yogur) y algunos productos de origen vegetal como la quinua, los productos de soja (como el tofu y el *tempeh*), el trigo sarraceno y las semillas de cáñamo.

Pero ¿qué sucede si no consumes proteína animal? Si bien es cierto que no todos los alimentos de origen vegetal contienen todos los aminoácidos esenciales, al combinar diferentes fuentes de proteínas vegetales que son incompletas por sí solas, como las legumbres (alubias, lentejas, garbanzos) con cereales (arroz, trigo, avena) o semillas (semillas de chía, semillas de calabaza), ¡podemos crear una proteína completa!

Aquí te doy algunas combinaciones de fuentes de proteínas vegetales que puedes añadir a tu dieta y que, combinadas, forman una proteína completa:

- **Legumbres y cereales:** frijoles con arroz, lentejas con quinua o hummus con pan integral.
- **Legumbres y semillas:** lentejas con semillas de girasol, frijoles negras con semillas de calabaza o tofu con semillas de sésamo.
- **Cereales y semillas:** pan integral con *tahini*, copos de avena con semillas de chía o arroz integral con semillas de cáñamo.
- **Legumbres y frutos secos:** mantequilla de cacahuete en pan integral, sopa de lentejas con almendras o tacos de judías negras con nueces.
- **Legumbres y verduras:** ensalada de judías con verduras mixtas, guiso de lentejas con espinacas o curry de garbanzos con coliflor.

Seguro que una o varias de estas combinaciones te suenan tan deliciosas como a mí, ¿verdad? Espero te des cuenta de que comer sano también puede ser delicioso.

Para garantizar el consumo de proteínas que tu cuerpo necesita, puedes asegurarte de que cada comida contenga los nueve aminoácidos esenciales, ya sea a través de fuentes animales o combinando proteínas vegetales. Pero si esto te parece abrumador, puedes aplicar la técnica de los dos minutos, de la que te hablé en el capítulo uno.

Esta técnica consiste en empezar con algo tan pequeño que sea imposible fallar. En lugar de intentar cambiar tu alimentación de golpe, empieza identificando en qué comida consumes menos proteína y haz un pequeño ajuste. Puede ser tan simple como agregar un huevo al desayuno, una taza de yogur griego en la merienda, o una cucharada extra de legumbres en la cena.

Estos pequeños cambios, repetidos con constancia, se convierten en hábitos sólidos en el tiempo. No necesitas hacer todo perfecto desde el inicio, solo necesitas empezar.

Con la información que acabas de leer, ahora tienes una base sólida para tomar decisiones alimenticias desde el conocimiento y la conciencia, y no dejarte llevar por lo que la industria te quiere vender.

ESTRATEGIAS CLAVE PARA MEJORAR TU ALIMENTACIÓN.

Las 10 estrategias que encontrarás a continuación no son reglas estrictas ni parte de una dieta temporal. **Son hábitos reales y sostenibles** que me han ayudado a mí, y que han funcionado con muchísimas de mis clientas en sus propios procesos de transformación.

Empieza con uno, intégralo a tu rutina y avanza poco a poco. Recuerda: **no se trata de perfección, sino de consistencia.**

1. Intenta que el 80% de tu dieta sean alimentos mínimamente procesados. Entre ellos están las frutas, las verduras, los cereales integrales, las proteínas magras, los frutos secos, las semillas y las legumbres; que son ricos en nutrientes esenciales y fibra. Opta por cereales integrales como la quinua, el arroz integral, la avena, y el pan y la pasta integrales en lugar de cereales refinados para aumentar la ingesta de fibra y nutrientes. Créate el hábito de ver la lista de ingredientes, piensa en ello como un acto de amor hacia ti.

2. Llena tu plato de color e intenta llenar la mitad de tu plato con una variedad de verduras de diferentes colores en cada comida. Los diferentes colores indican una gama diversa de vitaminas, minerales y antioxidantes. A mí me encanta usar pimientos de colores (sobre todo amarillos y rojos) en las ensaladas, y me encanta ver el color de la batata (boniato) y la remolacha en mi plato. Lo mismo con las frutas, siempre trato de mezclar varias frutas de diversos colores para que no solo sea más apetitoso sino también más nutritivo. Mi meta es comer al menos cinco porciones de verduras y frutas al día, y créeme que jugando con los colores la tarea se hace mucho más fácil.

3. Incorpora verduras de hoja verde como las espinacas, la col rizada y la acelga en ensaladas, sopas, salteados y batidos para aumentar sus nutrientes. Este tipo de verduras son excelentes para nuestra salud y mientras más variedad, mejor. No cometas el error que yo cometí de comer solo espinaca y brócoli, porque te vas a cansar de comer lo mismo. Mézclalos y cámbialos de vez en cuando, y tu cuerpo te lo agradecerá.

4. Elige proteínas magras como aves, pescado, tofu, *tempeh*, lentejas y legumbres para favorecer el crecimiento de los músculos, al tiempo que mantienes bajo control la ingesta de grasas saturadas. No tengo nada en contra de la carne roja, pero debo admitir que casi no la consumo. Sin embargo, si te gusta un buen corte de carne trata de verificar su origen. ¿Qué tan fresco es? ¿De dónde viene? ¿En qué condiciones vivió el animal?

5. Incorpora fuentes de grasas saludables como aguacates, frutos secos, semillas, aceite de oliva y pescados grasos (salmón, caballa, sardinas) en las comidas para favorecer la salud del corazón y la saciedad.

6. Si picas algo entre comidas, hazlo con meriendas ricas en nutrientes que te sirvan de opciones rápidas y cómodas entre comidas. Por ejemplo, fruta fresca, yogur griego, verduras crudas con hummus, frutos secos y semillas.

7. Winston Churchill dijo: "Quien no planifica está planeando fracasar". Planifica las comidas y las meriendas con antelación para asegurarte de incluir una variedad de alimentos ricos en nutrientes a lo largo del día. Así evitarás tener que recurrir a *snacks* de emergencia o a comidas congeladas del fondo del congelador cuando te da hambre y sientes que no te da tiempo de prepararte algo saludable.

8. Come primero la fibra y la proteína y luego los carbohidratos. Desde que aprendí cómo reacciona nuestro cuerpo con la ingesta de carbohidratos, entendí que una de las cosas más importantes es evitar los picos de azúcar tan altos que traen como consecuencia una secreción muy alta de insulina. Hacer que tu primer bocado sea de la proteína y de la ensalada ayuda a manejar los picos de azúcar en sangre porque ralentiza la absorción del azúcar presente en los carbohidratos. De esta manera, el azúcar en sangre sube de forma gradual en lugar de provocar un pico rápido y reduce la liberación rápida de insulina, ayudando al cuerpo a procesar el azúcar de forma más eficiente. También genera una mayor saciedad, que favorece el control de las porciones y evita que comas en exceso. Recuerdo a Marta, una clienta que decía que no podía vivir sin pan. En lugar de eliminarlo, trabajamos juntas para que lo combinara con proteínas y vegetales. El resultado fue sorprendente: menos ansiedad y mayor saciedad. Aprendió que no se trata de evitar alimentos, sino de entender cómo consumirlos de forma inteligente.

9. Asegúrate de romper el ayuno cada mañana con algo que no sea alto en azúcares. Yo rompo el ayuno siempre con un

puñado de almendras y luego complemento con arepa con huevo o yogur griego con frutas. Recuerda que mantener el azúcar en sangre estable ayuda a evitar los antojos repentinos y sostener un nivel de energía uniforme durante el día. Esta estrategia sencilla es útil para controlar el azúcar en sangre y evitar esos picos de los que ya te he hablado.

10. Rodearte de un entorno que apoye tus hábitos saludables puede marcar una gran diferencia. A veces no se trata solo de tener fuerza de voluntad, sino de tener un ambiente que te ayude a tomar mejores decisiones. Si en casa hay más opciones saludables a la vista, será más fácil elegirlas. Si tu pareja o tus hijos consumen muchos ultraprocesados, trata de conversar con ellos sobre tus metas y busca puntos medios: tal vez pueden acordar ciertos espacios comunes con *snacks* más nutritivos, o incluso cocinar juntos de vez en cuando. No subestimes el poder de tu entorno: cuidar lo que te rodea es también una forma de cuidar de ti.

Recuerda esto:

En la comida y en el amor,
lo prohibido siempre será lo más deseado.

El exceso de control me lleva al descontrol.

Yo me lo digo a diario, es uno de mis mantras. Cuando siento que me estoy reprimiendo o siento que me estoy negando algo por miedo a engordar, recuerdo que esto más bien tendrá el efecto contrario así que simplemente me doy el gusto, sin exagerar y estando atenta a cuando ya haya sido suficiente.

Una de las cosas que más disfruto hacer con mis clientes es mostrarles que disfrutar de un postre no tiene por qué ir en contra de un estilo de vida saludable. ¡Los postres también pueden ser nutritivos y deliciosos! Si tú también eres de esas personas que no quieren renunciar a un buen postre de vez en cuando, tengo algo especial para ti: un libro con recetas de postres saludables que te encantará.

Es muy fácil: solo escríbeme un email a **info@yelitzagarcia.com** con la frase **POSTRE SALUDABLE** en el asunto, y te enviaré este recurso gratuito para que empieces a disfrutar de tus postres favoritos de una manera más saludable. ¡Estoy segura de que te encantará!

Sin lugar a dudas, la nutrición es fundamental para llevar un estilo de vida saludable y sentirnos bien. Pero una vida equilibrada va más allá de la alimentación: mantenernos activas es igual de esencial para lograr esa transformación que buscamos, ese *henko* en nuestra vida. La actividad física no solo nos ayuda a controlar el peso, sino que también reduce el riesgo de enfermedades cardiovasculares, cáncer y diabetes, y mejora nuestro bienestar mental al reducir los síntomas de depresión y ansiedad. Además, fortalece nuestra salud cerebral y es un pilar para nuestro bienestar general. De hecho, mantener y fortalecer nuestra masa muscular es la piedra angular de una vida larga y plena. Por eso, en el próximo capítulo exploraremos el entrenamiento físico como parte fundamental de ese cambio profundo y duradero que queremos lograr.

REFLEXIONA Y APLICA

¿Cuál es un alimento procesado que podrías sustituir hoy por una opción más natural?

Ejemplo práctico: agrega un vegetal colorido a una de tus comidas esta semana, como una ensalada con pimientos rojos o espinacas en tu plato de pasta.

3
EL GYM. MOVER TU CUERPO PARA SENTIRTE BIEN Y NO PARA QUEMAR CALORÍAS

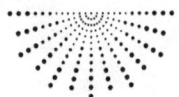

> *Tu calidad de vida está estrechamente ligada a tu salud muscular.*
>
> — DR. GABRIELLE LYON, AUTOR DE *SIEMPRE FUERTE: UNA NUEVA ESTRATEGIA BASADA EN LA CIENCIA PARA UN ENVEJECIMIENTO SALUDABLE.*

La primera vez que pisé un gimnasio tenía solo seis años, acompañando a mi mamá a sus clases de aeróbicos. Para mí aquello era lo más divertido del mundo. Ya llevaba un par de años tomando clases de baile, así que moverme al ritmo de la música era natural. Cuando tenía trece años, la profesora iba a llegar tarde y me pidió que dirigiera el calentamiento. Lo que empezó como una ayuda rápida se convirtió en toda la clase, porque terminé dando la sesión de principio a fin, ¡y les encantó! Tanto así, que me ofrecieron impartir las clases de martes y jueves a las 4 p.m. Este fue mi primer encuentro con el mundo del entrenamiento como instructora. A los quince años ya estaba certificándome para dar clases grupales, y en 2019 obtuve mi título como entrenadora personal. Desde entonces, el movimiento ha formado parte esencial de mi vida.

Sin embargo, en varios momentos, aquello que empezó como algo divertido pasó a ser un método para "ganarme" el derecho a comer o para castigarme. Cuando hice mi primera dieta a los trece años empecé a creer que las calorías se debían controlar estrictamente para mantener mi peso ideal. Y qué mejor manera de quemar calorías que entrenando. Cuando comenzaron los atracones, el entrenamiento se volvió la herramienta perfecta para compensar el exceso: recuerdo un episodio en el que, después de comer medio kilo de arroz en menos de cinco minutos, me subí a la bicicleta estática por una hora y luego bailé por media hora más, hasta sentir que había "pagado" por lo que había comido.

Más adelante, cuando los atracones eran menos frecuentes, entrenaba en la mañana para sentir que podía comer durante el día sin remordimientos. Si un día no podía entrenar por alguna razón, mi mente me hacía sentir culpable, temía engordar y me ponía de mal humor. Esa presión permanente acababa por empujarme, a veces, a un nuevo episodio de atracones.

Imagínate vivir así. Era como un ruido constante en mi mente, siempre juzgándome, siempre calculando, siempre preocupada. Pasaba mis días pensando en lo que había comido o dejado de comer, calculando cuánta actividad física necesitaba para mantener mi balance energético en cero o incluso en negativo.

Todo empezó a cambiar cuando me dediqué a estudiar y comprendí que el ejercicio es una herramienta para mi bienestar físico y mental, no solo un vehículo para quemar calorías. Aprendí cómo la masa muscular protege nuestra salud y cómo el ejercicio cardiovascular es un gran aliado para la salud mental. Esa comprensión marcó un verdadero punto de inflexión en mi vida y en la manera en que veo el movimiento.

Antes de entrar en materia, quiero dejarte una idea que puede cambiar tu forma de ver el ejercicio:

Cuando estás en forma y te mueves con regularidad, el postre, la tortilla o incluso el trago ocasional con amigos te afectan diferente. No te hacen tanto daño, no se sienten como un retroceso. ¿Por qué? Porque el cuerpo activo se vuelve más eficiente, más flexible, más resiliente. Y eso, lejos de ser una excusa para excederse, **es libertad**. Libertad para disfrutar sin culpa, para vivir sin extremos, y para mantener el equilibrio sin necesidad de castigarte por cada elección.

AHORA SÍ, TE INVITO A REFLEXIONAR:

¿CUÁNTO TIEMPO AL DÍA PASAS SENTADA? ¿HACES ALGUNA ACTIVIDAD FÍSICA INTENCIONAL O LA MAYOR PARTE DE TU DÍA ES SEDENTARIA?

¿QUÉ PAPEL JUEGA EL MOVIMIENTO EN TU VIDA? ¿LO VES COMO UNA OBLIGACIÓN, UN CASTIGO, UNA MANERA DE QUEMAR CALORÍAS O QUIZÁS COMO UN MOMENTO DE DISFRUTE O ALGO NECESARIO PARA TU BIENESTAR?

¿CUÁLES SON LOS PRINCIPALES OBSTÁCULOS QUE TE IMPIDEN MOVERTE MÁS? ¿FALTA DE TIEMPO, CANSANCIO, FALTA DE MOTIVACIÓN, NO SABER POR DÓNDE EMPEZAR?

¿QUÉ TIPO DE MOVIMIENTO DISFRUTAS MÁS? ¿PREFIERES CAMINAR, BAILAR, ENTRENAR CON PESAS, PRACTICAR YOGA, HACER DEPORTES?

SI PUDIERAS HACER UN SOLO CAMBIO PARA MOVERTE MÁS, ¿CUÁL SERÍA? ¿USAR MÁS LAS ESCALERAS, CAMINAR DESPUÉS DE COMER, ESTIRARTE EN LA MAÑANA, HACER PAUSAS ACTIVAS EN EL TRABAJO?

Guarda tus respuestas y veamos en detalle la importancia del movimiento para nuestra salud. Espero que luego de leer este capítulo, veas al ejercicio y al movimiento como una herramienta de bienestar y no como una obligación.

NUESTRA MASA MUSCULAR ES CLAVE PARA NUESTRA SALUD.

Los músculos son mucho más que una herramienta para vernos bien; en realidad, son fundamentales para vivir una vida larga y saludable. ¿Por qué? Porque los músculos ayudan a prevenir varios problemas que surgen con la edad y que afectan nuestra salud general. Ellos son esenciales para mantenernos fuertes, saludables y activos a medida que envejecemos.

Para empezar, ¿recuerdas que hablamos de la glucosa en el capítulo pasado? Pues tener músculos ayuda a utilizar la glucosa de manera eficiente y ayuda a evitar que la grasa se acumule en lugares donde no debería almacenarse (como en el mismo músculo o en el hígado), y por ende ayuda a prevenir problemas como resistencia a la insulina, el hígado graso y la diabetes tipo 2.

También debemos hablar de la osteoporosis, una enfermedad súper importante para nosotras ya que es más común en mujeres, especialmente después de la menopausia, cuando los niveles de estrógeno disminuyen impactando nuestra salud ósea. Esto hace que los huesos sean más frágiles y propensos a fracturas, con frecuencia en áreas como la cadera, la columna y las muñecas. ¿Acaso no te parece curioso como nuestras abuelas cuando se caen se fracturan la cadera?

Además, si el músculo ayuda al manejo de la glucosa, entonces cuánto más músculo tienes y más activa estás, más eficiente es tu cuerpo para procesar el azúcar que consumes, y menos picos de azúcar en la sangre tienes (te invito a revisar el capítulo anterior para repasar esto).

Ahora veamos cómo cuidar de nuestra salud muscular. La mejor manera es a través del entrenamiento de resistencia, también conocido como entrenamiento de fuerza, consiste en realizar ejercicios que desafían los músculos mediante el uso de pesas, bandas elásticas, máquinas de gimnasio o incluso el propio peso corporal. Al trabajar con resistencia, estimulamos el crecimiento y fortalecimiento muscular, lo que no solo mejora la fuerza, sino que también aumenta la densidad ósea, acelera el metabolismo y protege las articulaciones.

Incorporar el entrenamiento de resistencia en nuestra rutina es clave para preservar la masa muscular, mantener la movilidad y envejecer de manera saludable. Y lo mejor es que no necesitas un gimnasio para lograrlo. De hecho, un estudio reciente demostró que hacer 10 sentadillas con tu propio peso cada 45 minutos mientras trabajas sentada es más efectivo para regular el azúcar en sangre que una caminata de 30 minutos. ¿Qué dices si al terminar este párrafo vamos por 10 sentadillas?

Beneficios de enfocarnos en la salud de nuestra masa muscular:

- Equilibrio del azúcar en sangre
- Mejora del metabolismo
- Prevención de la sarcopenia y sus complicaciones conexas
- Mejor densidad ósea
- Aumento de la energía
- Claridad mental
- Disminución de la grasa corporal
- Mejora de la composición corporal
- Reducción de los antojos

EL CARDIO COMO CLAVE PARA TU SALUD MENTAL.

Cuando hablo de cardio me refiero a actividades como caminar, nadar, trotar, correr o bailar. Estas actividades no solo son una herramienta fantástica para mantener nuestro cuerpo en forma, sino también una de las mejores formas de cuidar nuestra salud mental, puesto que tienen un efecto profundo en el estado de ánimo y puede combatir condiciones como la ansiedad y la depresión.

Cuando hacemos ejercicio de cardio, el cuerpo libera endorfinas, conocidas popularmente como las hormonas de la felicidad. Estas sustancias químicas actúan como analgésicos naturales, disminuyendo la percepción del dolor y generando una sensación de bienestar casi inmediata. Digamos que es una manera natural de reducir el estrés, liberar tensiones y mejorar el ánimo en cuestión de minutos. ¿Acaso no te ha pasado que tienes algún problema o te pasó algo malo en el día, y luego de una buena sesión de cardio te sientes mil veces mejor? Muchas clientas me dijeron repetidas veces lo bien que les hacía asistir a mis clases de cardio latino, ya que lograban relajarse, sonreír y sentían que podían asumir retos que antes parecían imposibles.

Además de las endorfinas, el cardio también estimula la serotonina, que regula el estado de ánimo, el sueño y el apetito, y que es indispensable para evitar sufrir síntomas depresivos.

De hecho, durante mis casi quince años en Canadá nunca sufrí de la llamada depresión estacional gracias a mi trabajo. Te cuento: generalmente cuando llega el invierno los días se hacen muy cortos y el frío se hace muy frío (imagínate un día con luz solar hasta las 4:30 p.m. y con una temperatura de -20 grados), nos da un bajón de energía y nos sentimos tristes a veces sin razón aparente. Esto es lo que se conoce como depresión estacional o Trastorno Afectivo Estacional (TAE). Para que tengas una idea, según la Asociación de Psicólogos de Canadá, el TAE representa aproximadamente el 10% de los casos de depresión reportados y alrededor del 15% de los canadienses informan haber experimentado al menos una forma leve de TAE en su vida. Como yo siempre estaba dando clases de baile, de Zumba o de alguna actividad con un fuerte componente cardiovascular, no fui víctima de este síndrome que afecta a tantas personas cada año.

Para quienes padecen ansiedad, 20 minutos de cardio pueden calmar los nervios y darnos una perspectiva más relajada frente a las situaciones estresantes del día a día. Recuerdo cuando recién había tenido a mi bebé, la ansiedad estaba en su punto máximo. Si eres madre sabes de lo que hablo: tienes a tu primer hijo, no sabes si lo estás haciendo bien, no sabes cuándo se despertará el bebé, no duermes bien... En ese momento, las pequeñas caminatas de 20 o 30 minutos me ayudaron a relajarme y a dejarme llevar y confiar en el proceso.

En pocas palabras, el cardio no solo es bueno para el corazón y la salud física, sino que es una herramienta poderosa para mantenernos mentalmente sanos, nos ayuda a enfrentar mejor la ansiedad y la depresión, brindándonos una mente más clara, un estado de ánimo más estable y una mayor sensación de bienestar general. Es una práctica que, además de fortalecer el cuerpo, fortalece la mente, convirtiéndose en un hábito indispensable para un equilibrio emocional duradero. Lo mejor es que, como verás más adelante, no necesitas sesiones intensas o largas para obtener estos maravillosos beneficios.

EL SEDENTARISMO COMO TU CONDENA A MUERTE.

 Es hora de aceptarlo, la mayoría somos seres sedentarios que vamos al gimnasio.

Una vez escuchaba un podcast en el que hablaban del sedentarismo como una enfermedad y dijeron esa frase. Al principio la encontré chocante y hasta exagerada, pero me puse a pensar y entendí que, sí, es cierto, los seres humanos nacimos para estar en constante movimiento y lamentablemente nuestro estilo de vida nos hace estar sedentarios la mayor parte del día. Si miramos hacia atrás, a la vida de nuestros antepasados, nos damos cuenta de que su existencia estaba ligada al movimiento. Ellos no tenían otra opción que estar en actividad permanente, su supervivencia dependía de ello. El día a día implicaba desplazarse kilómetros para encontrar comida, construir refugios, buscar agua y protegerse de los depredadores. Su rutina era una combinación de fuerza, resistencia y agilidad.

El movimiento era su estado natural, mientras que ahora, cada vez más, pasamos la mayor parte de nuestras vidas sentados. Vemos televisión, trabajamos frente a una pantalla, manejamos, comemos, y hasta nuestros momentos de ocio se dan con frecuencia en una posición sedentaria. A pesar de los avances en tecnología, hemos perdido una de las cosas más valiosas para nuestra salud: el movimiento. Antes, el cuerpo humano era una herramienta de supervivencia adaptado para soportar grandes esfuerzos, y ahora apenas le exigimos que se mueva un par de horas a la semana, si es que hacemos ejercicio.

Este cambio drástico tiene efectos profundos en nuestra salud y bienestar. Al estar tanto tiempo sentados, perdemos masa muscular, reducimos nuestra capacidad cardiovascular y nos exponemos a diversas enfermedades. Vivimos en un entorno que nos facilita quedarnos quietos, aunque esto vaya en contra de nuestra biología y nos aleje de un estado óptimo de salud. De hecho, numerosos estudios han asociado un estilo de vida sedentario con un mayor riesgo de enfermedades cardiovasculares, diabetes tipo 2, obesidad, problemas de salud mental e incluso ciertos tipos de cáncer.

Para contrarrestar el sedentarismo, incorporar la actividad física como un estilo de vida es fundamental. Reconectar con esa necesidad natural de estar activos es una forma de recordar quiénes somos realmente: seres diseñados para movernos.

Esto no significa que debas vivir en el gimnasio. La clave está en sumar movimiento a cada día. Aquí es donde el simple acto de caminar se convierte en una herramienta poderosa. Por ejemplo, si trabajas sentada trata de levantarte de la silla cada hora y al menos caminar hasta el baño. Cuando tengas más tiempo, caminar 30 minutos te ayudará a mejorar tu salud cardiovascular, reducir tus niveles de azúcar en sangre y mejorar tu estado de ánimo. Esto lo puedes hacer caminando 10 minutos luego de cada comida. Aparte de sus beneficios físicos, caminar es una excelente forma de despejar la mente, aliviando el estrés y la ansiedad, lo que impacta de manera positiva la salud mental.

En mi caso particular, yo busco activamente la manera de caminar todos los días: cuando llevo al niño a la guardería, cuando voy al mercado, cuando voy al banco, cuando voy de *shopping*. Mi meta es hacer como mínimo 5.000 pasos al día, y eso equivale a una caminata de 20 minutos.

Hay otro tipo de movimiento que también cuenta y se conoce como NEAT (siglas en inglés de *non-exercise activity thermogenesis*). Este concepto se refiere a las actividades cotidianas que no son ejercicio formal, como limpiar la casa, subir escaleras, realizar tareas en el jardín, cargar las compras del mercado o incluso pequeños movimientos mientras estamos sentados. El NEAT juega un papel importante en el gasto calórico diario y en la salud general. Las personas con altos niveles de NEAT tienden a quemar significativamente más calorías y mantienen un peso más saludable en comparación con aquellas que tienen bajos niveles de NEAT, aun si hacen ejercicio formal.

Incorporarlo en el día es sencillo: usa las escaleras, usa la impresora que está un poco más lejos, estaciona lejos de tu destino para caminar más, bájate una o dos estaciones antes de tu parada de autobús, usa el baño que esté más alejado de tu oficina, haz un par de sentadillas cada vez que vayas al baño o toma pequeños descansos para moverte durante el trabajo. Estos pequeños cambios pueden parecer insignificantes, pero suman y ayudan a romper con la inactividad prolongada. Al final, crear un estilo de vida activo significa buscar oportunidades para moverse, desde los momentos de ejercicio estructurado hasta los momentos de movimiento diario que el NEAT nos aporta.

No veas el movimiento solo como una forma de quemar calorías. Conéctalo con cómo te hace sentir. Pregúntate: ¿Cómo cambia mi energía después de moverme? ¿Cómo influye en mi estado de ánimo? La ciencia lo confirma, el movimiento te da energía, y para muestra te doy el ejemplo de un estudio publicado en *Psychotherapy and Psychosomatics* en el que se encontró que adultos sedentarios que comenzaron a hacer ejercicio moderado (como caminar o andar en bicicleta) reportaron sentirse significativamente más energizados en solo seis semanas, en comparación con aquellos que no hicieron actividad física.

Hacerlo por bienestar y no solo por estética hará que sea más fácil sostenerlo. Cuando decidimos adoptar un estilo de vida activo, estamos eligiendo no solo vivir más, sino vivir mejor.

CUÁNTO Y CÓMO ENTRENAR.

Cada vez que trabajo con un nuevo cliente me preguntan aterrados: ¿cuánto tiempo y con qué frecuencia debería entrenar? Muchos dan por hecho que la respuesta será una hora diaria en el gimnasio si quieren ver resultados. Pero, en realidad, la respuesta que les doy es más sencilla de lo que esperan. De hecho, esta creencia es una de las razones por las que a veces es tan difícil comenzar un programa de entrenamiento, porque de entrada pensamos que no tenemos el tiempo suficiente para dedicarle a la actividad física.

No es necesario inscribirse a un gimnasio o tener equipo costoso para lograr un entrenamiento efectivo. Con el peso de nuestro propio cuerpo, podemos hacer ejercicios de resistencia para desarrollar fuerza y mejorar la salud general.

Recuerdo a mi cliente Lina, de 39 años, quien durante la pandemia dejó por completo la actividad física y perdió toda motivación. En 2022, cuando decidimos retomar el ejercicio, no tenía acceso a un gimnasio, solo contaba con su cuerpo y una pelota de pilates. Pero eso no nos detuvo.

Diseñamos una rutina sencilla y efectiva: 20 minutos de entrenamiento de resistencia, 3 veces por semana, sumados a algo de cardio en sus días libres. Nada extremo, sin largas sesiones ni pesas sofisticadas, solo enfoque y constancia. Cuando empezamos, podía hacer solo 2 flexiones de pecho. Seis meses después, hacía 20 seguidas.

Con esto quiero decirte que no es la cantidad ni la duración de las sesiones lo que marca la diferencia, sino la calidad del entrenamiento y el compromiso con el proceso.

De hecho, cuando trabajo con mis clientes les pido que hagan al menos 150 minutos por semana de actividad física planificada. Este tiempo es suficiente para ver mejoras significativas en la salud cardiovascular, la fuerza y la movilidad, y solo requiere 30 minutos al día si se distribuye de lunes a viernes.

Estos 150 minutos deben incluir diferentes tipos de ejercicio para lograr un enfoque equilibrado: cardio algunos días, entrenamiento de fuerza otros, y dedicar un día a ejercicios de flexibilidad. El cardio, como caminar rápido, correr, o incluso bailar, puede hacerse en sesiones de 30 minutos, o incluso en intervalos más cortos que sumen el tiempo necesario a lo largo de la semana. Por ejemplo, bailar con tu hijo 10 minutos, caminar a tu mascota 10 minutos y luego tomar la bicicleta y dar una vuelta durante 10 minutos.

En cuanto al entrenamiento de fuerza, no hace falta que levantemos grandes pesas. Es cierto que, si tus metas son entrar en una competencia de bikini, como lo hice yo en 2017, las pesas son fundamentales. Pero si tus metas son entrenar por salud, con ejercicios básicos, como sentadillas, planchas, flexiones de brazos o estocadas, podrás trabajar los músculos del cuerpo utilizando solo tu peso corporal. Con 2 o 3 sesiones de entrenamiento de fuerza a la semana, de 20 a 30 minutos cada una, es suficiente para fortalecer los principales grupos musculares.

Finalmente, incorporar algunos ejercicios de estiramiento al final de cada sesión o dedicar unos minutos a yoga puede mejorar la movilidad y prevenir rigidez en las articulaciones. Esto no solo ayuda a la postura, sino que además nos permite mantenernos más ágiles y menos propensos a lesiones.

En resumen, la clave es la constancia, la disciplina y la variedad. No necesitas un gimnasio ni largas sesiones de ejercicio; con solo 150 minutos por semana, distribuidos en la semana según tu horario y disponibilidad, puedes crear una rutina que abarque cardio, fuerza y flexibilidad. Recuerda también moverte de manera regular y disfrutando del proceso, teniendo presente que cada minuto de actividad es una inversión en tu salud a largo plazo. Si encuentras difícil agregar movimiento a tu rutina, puedes hacer que este se integre a ella vinculándolo a algo que ya haces. Por ejemplo, haz 10 sentadillas mientras esperas que el café se prepare, o camina mientras hablas por teléfono. Cuanto más automático sea, más fácil será mantenerlo.

Es mucho más importante entrenar 2 o 3 veces por semana, durante un año, que entrenar 1 hora al día durante un mes.

NO SOLO ENTRENANDO QUEMAS CALORÍAS.

Cuando pensamos en quemar calorías, a menudo imaginamos una intensa sesión de ejercicio. Sin embargo, el gasto energético de nuestro cuerpo es un proceso mucho más complejo y ocurre en diferentes formas, las 24 horas del día, incluso cuando no estamos haciendo ninguna actividad. De hecho, haciendo ejercicio no quemas sino entre un 5% y un 10% de calorías diarias si eres alguien sedentario, o entre un 15% y un 30% si eres un atleta o alguien muy activo.

En términos simples, el cuerpo quema energía de cuatro formas: el metabolismo basal (BMR, por sus siglas en inglés), el efecto térmico de los alimentos (TEF), la termogénesis de actividad sin ejercicio (NEAT), de la cual ya te hablé, y la termogénesis de actividad física (EAT). El BMR representa la cantidad de energía que nuestro cuerpo necesita para mantener funciones vitales cuando estamos en reposo. Estas funciones incluyen respirar, mantener la temperatura corporal, bombear sangre, reparar células y el funcionamiento básico del cerebro. En promedio, el BMR constituye entre el 60% y el 75% del gasto calórico total de una persona. Ahora bien, hay factores que hacen que este porcentaje varíe: la edad, el sexo, el peso y la masa muscular. Y esto quiero que lo leas dos veces: tener más masa muscular aumenta el BMR, ya que el tejido muscular requiere más energía para mantenerse que el tejido graso, incluso en reposo. O sea, como te comenté antes, mientras más músculo tengas, más calorías quemarás mientras estás descansando.

Luego tenemos el TEF que son las calorías que nuestro cuerpo también quema al digerir, absorber y metabolizar los alimentos que comemos y representa en promedio el 10% de nuestro gasto calórico total. Curiosamente, la cantidad de energía que se necesita para procesar los alimentos varía según el tipo de macronutriente: las proteínas requieren más energía para descomponerse en comparación con los carbohidratos y las grasas. Lo cual quiere decir que comer una dieta rica en proteínas puede generar un aumento leve del gasto calórico a través del TEF.

Como ya sabes, el NEAT se refiere a las calorías que quemamos durante actividades no relacionadas con el ejercicio estructurado, y aunque pueden parecer insignificantes, su contribución al gasto calórico diario puede ser sorprendentemente alta. Incluso moverse un poco mientras estás sentado, como mover el pie, cambiar de posición o jugar con un bolígrafo, te ayuda a quemar calorías extras.

Por último, tenemos a la actividad física como tal, que, aunque puede proporcionar un impulso significativo al gasto calórico –en especial en entrenamientos de alta intensidad–, para muchas personas solo constituye una pequeña porción de su gasto energético diario en comparación con el BMR y la NEAT.

En conjunto, estos cuatro componentes determinan cuántas calorías quema nuestro cuerpo cada día. Es interesante notar que el BMR y la NEAT tienen un impacto mucho mayor en nuestro gasto calórico total de lo que mucha gente cree. Esto significa que, además de hacer ejercicio regularmente, es importante encontrar formas de aumentar la actividad del cuerpo en nuestro día a día. Pequeños cambios en nuestros hábitos diarios pueden tener un efecto significativo en nuestra salud y en cómo nuestro cuerpo utiliza la energía. A continuación, te doy una pequeña lista de hábitos que puedes integrar en tu rutina diaria.

10 HÁBITOS PARA CUIDAR TU SALUD MUSCULAR Y SER UNA PERSONA MÁS ACTIVA.

Lo primero que debes entender es que, si quieres mejorar tu salud muscular y ser más activa, necesitas ser intencional con cada acción que llevas a cabo, especialmente cuando se trata de cómo y cuánto te mueves. La idea es que el ejercicio se convierta en una herramienta de bienestar, no solo en un medio para quemar calorías o alcanzar cierto aspecto físico.

Este proceso de cambio es, en sí mismo, un *henko*: una transformación que no tiene vuelta atrás, un cambio profundo hacia un estilo de vida donde tu enfoque ya no está en la apariencia, sino en el bienestar integral y la salud.

Uno de los mayores desafíos al comenzar a moverse es no saber por dónde empezar o cómo adaptar los entrenamientos a tu nivel actual. No te preocupes, en mi canal de YouTube encontrarás entrenamientos gratuitos para todos los niveles, desde principiantes hasta avanzados. Podrás elegir rutinas que se adapten a tu tiempo y condición, desde ejercicios cortos y efectivos hasta sesiones más completas.

Además, una forma maravillosa de mantenerte constante es hacerlo acompañada. Coordina con un grupo de amigas y armen un pequeño plan juntas: pueden entrenar a la misma hora desde sus casas, enviarse mensajes de ánimo o incluso conectarse por videollamada mientras hacen la rutina. El poder de la comunidad y el apoyo mutuo puede marcar una gran diferencia cuando estás formando un nuevo hábito.

Si no sabes cómo empezar, te invito a que te suscribas a mi canal de YouTube para acceder a contenido gratuito que te ayudará a comenzar una vida más activa y saludable. Solo tienes que ir a **https://www.youtube.com/@yelitzagarciagg** ¡Comencemos y hagamos del movimiento un acto de amor propio!

Del mismo modo, he reunido 10 estrategias que personalmente me ayudaron mucho en mi camino hacia un estilo de vida más activo. Son rutinas simples que puedes empezar a aplicar desde hoy mismo, y que te irán acercando a esa meta de mejorar tu fuerza muscular y activar tu cuerpo cada día.

1. Cambia tu identidad hacia alguien que busca actividades para moverse cada minuto del día. A mí me ayuda mucho hacer caminatas, usar las escaleras, bailar en la casa, hacer sentadillas cuando voy al baño, etc. Si bien entreno desde pequeña es muy distinto ser alguien que entrena de manera casi obsesiva, a alguien que busca oportunidades de moverse. Si te sirve de motivación te dejo este dato: caminar 7.000 pasos al día puede disminuir, en un 40 a 60%, tu riesgo de sufrir de obesidad, diabetes tipo 2, Alzheimer, demencia senil y reflujo gastroesofágico.

2. Incluye 2 o 3 sesiones de entrenamiento de resistencia por semana. Ya te comenté que no necesitas inscribirte en el gimnasio y que con el peso de tu cuerpo tendrás lo necesario para estimular a los músculos. Sentadillas, flexiones de pecho, desplantes o *lunges*, abdominales, son ejercicios que pueden formar parte de tu rutina de resistencia. Si tienes bandas de resistencia en casa, estas también son ideales para fortalecer tus músculos.

3. Incluye ejercicios de flexibilidad, equilibrio y movilidad para evitar lesiones y mantener a tus músculos sanos. Estos ejercicios también te ayudarán a la recuperación y a aumentar el flujo sanguíneo y de nutrientes hacia los tejidos. Una buena opción es yoga, o una de mis clases de PiYo que puedes encontrar en mi canal de YouTube.

4. Incluye pausas de al menos 2 minutos por cada 90 minutos que pasas sentada. Por ejemplo, cuando estoy trabajando en la computadora (como ahora mientras escribo estas líneas), si siento que ya llevo más de una hora sentada, me pongo de pie

y trato de caminar, de moverme o de estirarme un poco. Voy a buscar agua, voy al baño, estiro los brazos, etc. Puedes programar un recordatorio o alarma en tu celular o en tu computadora, y cada vez que suene ponte de pie, da algunos pasos y regresa a tu silla de trabajo. Recuerda que, si no estás en un gimnasio y no sabes por dónde empezar, en mi canal de YouTube tengo videos en los que te ayudo a trabajar tu masa muscular de manera divertida y eficiente.

5. En términos de motivación, ten presente que los días que menos ganas tienes de moverte, son los días más importantes. En este cambio de identidad del que te he estado hablando, te convertirás en alguien que entrena al menos 4 veces a la semana, y esos días en los que te provoca quedarte viendo un show de Netflix en lugar de entrenar, esos días serás una persona disciplinada que sabe que entrenando está reforzando esa nueva identidad. De hecho, a veces pensamos que no tenemos energía para entrenar, pero en realidad, no tenemos energía porque no nos estamos moviendo lo suficiente. Puede parecer contradictorio, pero la ciencia lo confirma: el ejercicio físico regular aumenta los niveles de energía a largo plazo, incluso en personas que se sienten crónicamente cansadas.

6. En cuanto al descanso, debes ser capaz de discernir entre pereza y necesidad de descanso físico. Te recomiendo no entrenar todos los días y darle a tu cuerpo un par de días sin entrenamiento programado, pero sí con un movimiento moderado. Por sobre todas las cosas te recomiendo dormir bien cada noche ya que es ahí cuando la fibra muscular se recupera y el esfuerzo se manifiesta en tu cuerpo. Hablaré más en detalle sobre la importancia del sueño en el próximo capítulo.

7. Aumenta tu consumo de proteínas: la proteína es clave para el crecimiento y la reparación muscular. Incluye fuentes de

proteína en cada comida, como huevos, pollo, pescado, tofu, o legumbres. Si sigues una dieta vegana, no hagas como hice yo en el pasado, que consumía muy poca proteína vegetal. Revisa las combinaciones que te di en el segundo capítulo, en las que dos o más proteínas de origen vegetal formaban una proteína completa, que es de la que tus músculos se servirán para reconstruirse y estar saludables.

8. La hidratación adecuada es crucial para la función muscular. Lleva siempre una botella de agua contigo y asegúrate de beber suficiente durante el día, especialmente antes y después de hacer ejercicio. Yo me tomo al menos 8 vasos al día o, lo que es lo mismo, 2 litros de agua al día. Si esto es algo que te cuesta, te propongo unir el vaso de agua con otra actividad que ya realizas a diario, por ejemplo, antes del café de la mañana, un vaso de agua. Luego de terminar una caminata o un entrenamiento, otro vaso de agua. También te puedes comprar un termo que te indique cuántas onzas llevas, y si el problema es el sabor, puedes añadirle un toque de limón o colocar frutillas en tu agua para darle sabor.

9. Incluye en tus rutinas de fuerza movimientos compuestos, es decir, movimientos que trabajan varios grupos musculares al mismo tiempo. Por ejemplo, haciendo sentadillas trabajas no solo las piernas sino también los glúteos y tu abdomen. Haciendo flexiones de pecho trabajas brazos, pecho, un poco de hombros y también tu abdomen.

10. Por último, si trabajas sentada y tienes que atender llamadas o videollamadas, ¿qué tal si las tomas caminando? Es sencillo, la próxima vez que estés en una reunión virtual o telefónica, intenta caminar mientras hablas. Es una forma estupenda de seguir siendo productivo a la vez que aumentas el número de pasos que das.

Recuerda esto:

¡Tu cuerpo es una máquina perfecta e increíble que te permite caminar, bailar, moverte, jugar con tus niños, con tu mascota... es un templo!

Yo me lo digo a diario, es uno de mis mantras. Cada día cuando entreno o cuando camino, me recuerdo esto y le doy gracias al Universo y a Dios por este cuerpo perfecto que me permite hacer lo que me gusta.

El entrenamiento es esencial para mantenernos fuertes, ágiles y saludables, y ese esfuerzo puede quedarse corto si no cuidamos un pilar igual de importante: el sueño. Dormir no es solo un descanso pasivo, es el proceso activo mediante el cual nuestro cuerpo se repara, nuestro cerebro consolida información, y nuestras hormonas se regulan. De hecho, una higiene del sueño deficiente puede deshacer muchos de los beneficios que obtenemos del ejercicio y la nutrición, impactando nuestra salud física y mental de maneras profundas. Por eso, en el siguiente capítulo, exploraremos cómo el sueño juega un rol fundamental en nuestra salud general y cómo optimizarlo para vivir mejor.

REFLEXIONA Y APLICA

Piensa si hay una pequeña actividad que puedas integrar en tu día a día para moverte más, como sugerirle a tu equipo de trabajo que la próxima reunión se haga mientras caminan.

Ejemplo práctico: programa un recordatorio cada hora para que te levantes y camines 5 minutos. Estos pequeños momentos de movimiento contribuyen a tu bienestar general.

4
AUMENTA TU POTENCIAL Y MEJORA TU SALUD DURMIENDO

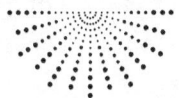

> *Dormir es la acción más efectiva que podemos realizar a diario para restaurar la salud de nuestro cerebro y cuerpo.*
>
> — DR. MATTHEW WALKER, AUTOR DE *POR QUÉ DORMIMOS: DESCUBRIENDO EL PODER DEL DORMIR Y DE LOS SUEÑOS.*

Si no me conoces quizás no lo sepas, pero me gradué como Ingeniera en Computación en 2005. Este mundo de la programación tiene sus particularidades, y una de las más comunes es que los proyectos importantes suelen trabajarse durante la noche. Las madrugadas llenas de código, café y pantallas iluminadas son casi un ritual en esta carrera. Eso, sumado a que crecí viendo a mi papá dormir en horarios extraños porque prefería trabajar de noche, reforzó en mí la idea de que dormir era un lujo innecesario, una pérdida de tiempo.

Con esa mentalidad, hubo una etapa en la que, con suerte, dormía apenas seis horas diarias. Y si alguna vez lograba descansar más, me invadía la culpa. No entendía cómo la gente podía "perder" tiempo haciendo siestas. Por todos lados, los mensajes de la sociedad glorificaban la hiperproductividad. "Dormiré cuando esté muerto" no era solo una frase: era un mantra que seguíamos sin cuestionar, convencidos de que dormir poco nos hacía más eficientes, productivos y exitosos.

Afortunadamente, durante la pandemia esto cambió. Me topé con el libro *Why We Sleep* del Dr. Matthew Walker, y su lectura transformó por completo mi perspectiva sobre el descanso. Aprendí que el sueño no es un enemigo del éxito; es un pilar vital para nuestra salud, rendimiento y bienestar integral. Comprendí que, lejos de ser una pérdida de tiempo, dormir es la base sobre la cual se construye una vida sana y plena.

Al profundizar en este tema, me di cuenta de que la salud del sueño era un componente esencial que aún no había integrado en mi oferta de *coaching*, así que decidí formarme y obtener una certificación como *coach* en ciencias del sueño. Con ello, logré incluir este aspecto fundamental en el trabajo que realizo con mis clientes, ayudándoles a mejorar la calidad de su descanso y, en consecuencia, su calidad de vida.

¿POR QUÉ Y PARA QUÉ DORMIMOS?

La relación entre el sueño, nuestra salud física y nuestro bienestar general está bien documentada. El sueño permite que el cuerpo y el cerebro se recuperen durante la noche y un buen descanso garantiza que te sientas renovado y alerta al despertar.

Resulta obvio que la falta de sueño nos hace sentir cansadas y de mal humor, ¿acaso no sientes que mientras menos duermes menos tienes paciencia con tu pareja o con tu hijo o hija? Debes saber que dormir poco también incrementa el riesgo de desarrollar una amplia gama de problemas de salud, como obesidad, enfermedades cardíacas, hipertensión, diabetes y accidentes cerebrovasculares. Además, supone una amenaza para tu seguridad y la de quienes te rodean, la somnolencia reduce el estado de alerta y tu capacidad de reacción, lo que aumenta significativamente el riesgo de sufrir accidentes, desde incidentes domésticos hasta colisiones al volante. Te cuento algo que me pasó una vez. Iba conduciendo el carro y estaba tan cansada que cuando frené al ver la señal de pare me quedé esperando que la luz del semáforo cambiara a verde. O sea: no había semáforo. Estaba tan cansada que esto me hizo imaginar que vendría una luz verde en algún momento. Esta historia es inofensiva y hasta graciosa, pero ¿qué hubiese pasado si en lugar de imaginarme un semáforo inexistente hubiera obviado por completo la existencia de un semáforo real?

Es cierto que hay muchas tareas en nuestra vida que pueden ser llevadas a cabo por terceros, pero dormir y descansar no es una de ellas.

LOS ASPECTOS BÁSICOS DE LA CIENCIA DEL SUEÑO.

No quiero aburrirte con aspectos teóricos, pero creo que entender, aunque sea de forma básica, lo que sucede en nuestro cuerpo mientras dormimos puede ayudarte a ver con otros ojos la importancia del sueño. Cuando descubrimos los efectos maravillosos que tiene en nuestro cerebro, nuestro cuerpo y nuestra salud en general, es mucho más fácil darle el lugar que se merece.

Una de las primeras cosas que quiero hacerte entender es que, aunque al dormir pareciera que no está pasando nada, es todo lo contrario. El cerebro nunca duerme por completo y como prueba de ello hay algo que muchas madres han experimentado: pueden dormir profundamente mientras su pareja les habla, mientras suena un teléfono a lo lejos o incluso con la televisión encendida. Pero basta con que su bebé haga el más mínimo ruido para que se despierten de inmediato.

¿Qué significa esto? Que el cerebro sigue procesando estímulos mientras dormimos, filtrando la información y decidiendo qué es tan importante como para despertarnos y qué puede ignorar. Y no solo filtra sonidos; también sigue trabajando en segundo plano, organizando información y hasta siendo creativo. Un gran ejemplo de esto es Paul McCartney, quien compuso la melodía de la canción *Yesterday* mientras dormía. Al despertar, la música estaba en su cabeza tan claramente que pensó que la había escuchado en algún otro lugar. Su cerebro había estado creando incluso mientras él descansaba.

En el mismo orden de ideas, uno de los estudios más interesantes sobre el sueño y la memoria lo realizó el Dr. Matthew Walker en su laboratorio. Lo que hicieron fue bastante simple pero revelador: tomaron a un grupo de personas y les hicieron aprender una serie de datos. A la mitad del grupo les permitieron dormir antes de evaluarlos, mientras que a la otra mitad los mantuvieron despiertos. ¿El resultado? Los que durmieron antes de la prueba recordaron mucha más información que los que no lo hicieron. Es decir que mientras dormían, su cerebro organizó lo aprendido, archivó información y reforzó conexiones para que esta información no se perdiese. No es casualidad que después de una noche de insomnio nos sintamos más dispersos y olvidemos hasta lo más básico.

Queda claro entonces que, aunque el cuerpo descanse, mientras dormimos el cerebro sigue trabajando activamente y es un estado en el que ocurren beneficios importantes para nuestro bienestar, por ejemplo:

- **Codificación de la memoria**: Al entrar en sueño profundo, los recuerdos se consolidan y se almacenan. El cerebro decide qué memorias conservar y cuáles descartar. Esto tiene mucho (o todo) que ver con el aprendizaje. La mejor manera de garantizar que recordarás algo que estudiaste o que aprendiste es durmiendo.

- **Reparación de tejidos y restauración de energía**: Durante el sueño profundo, el cuerpo se encarga de reparar los tejidos y restaurar la energía. Recuerda por ejemplo lo que te decía tu mamá o tu abuelita cuando te sentías mal: que te acostaras a dormir. Esto es porque cuando estamos enfermos, el sueño actúa como un sanador natural, apoyando al sistema inmunológico y rejuveneciendo el cuerpo. Además, cuando dormimos, la fibra muscular se restituye y de hecho es durmiendo que los resultados de tu entrenamiento muscular se consolidarán.

- **Prevención de enfermedades**: La falta de sueño de manera regular está asociada con consecuencias de salud a largo plazo, incluyendo afecciones crónicas como la diabetes, la hipertensión y las enfermedades cardíacas, el deterioro cognitivo asociado a la edad y una menor respuesta del sistema inmune.

- **Limpieza del cerebro**: Imagínate que cuando duermes hay un equipo que limpia tu cocina y la deja como nueva. Ahora imagina eso ocurriendo en tu cerebro. Está demostrado que cuando no duermes lo suficiente se acumulan toxinas y esto afecta el funcionamiento cerebral a largo plazo y te ponen en riesgo de sufrir de demencia senil y Alzheimer.

TAMBIÉN PUEDES CONTROLAR TU PESO DURMIENDO.

Te hablaré de una de las hormonas a las que muchos llaman las hormonas del hambre: la grelina, es como el despertador del hambre. Es una hormona que envía señales al cerebro para avisar que es hora de comer. Por su parte, hay otra hormona que también ejerce una función reguladora del apetito: la leptina, que le dice al cerebro que ya estamos satisfechas y que no necesitamos seguir comiendo.

Cuando no duermes lo suficiente o la calidad de tu sueño no es óptima, el equilibrio de estas hormonas se ve afectado: la falta de sueño incrementa la producción de grelina, lo que hace que sientas más hambre. Al mismo tiempo, disminuye la producción de leptina, de modo que la sensación de saciedad no se activa como debería, y terminas comiendo en exceso. Es un círculo vicioso: el cuerpo pide más comida y, al mismo tiempo, no sabe cuándo detenerse.

Además, la falta de sueño tiene un impacto directo en las áreas del cerebro responsables de la toma de decisiones, particularmente en la corteza prefrontal, que regula la lógica y el autocontrol. Entonces es más probable que luego de una noche de pocas horas de sueño tomes decisiones que en lugar de acercarte, te alejen de tus metas de salud y nutrición, sintiendo antojos por alimentos ricos en calorías, azúcares y grasas poco saludables. En otras palabras, es mucho más probable que optes por esa dona o esa bolsa de papas fritas cuando estás cansada.

¿Recuerdas que te hablé de la insulina? Cuando no descansas adecuadamente, se produce un aumento de la resistencia a la insulina, lo cual significa que el cuerpo tiene más dificultades para procesar el azúcar en la sangre, lo que puede llevar a un aumento de peso y, a largo plazo, incluso al desarrollo de condiciones como la diabetes tipo 2.

Por si fuera poco, la falta de sueño también afecta tus niveles de energía y motivación para mantenerte activa. Es más difícil seguir los consejos de este libro, como por ejemplo hacer ejercicio o caminar más, cuando te sientes agotada. Levantarte temprano para entrenar o elegir las escaleras en lugar del ascensor puede parecer una tarea titánica cuando has dormido mal. La consecuencia es que puedes volverte menos activa en general, lo que contribuye aún más al sedentarismo y a la dificultad para gestionar tu peso.

Como ves, no es solo cuestión de sentirte cansada; la privación de sueño puede tener un efecto dominó en tu cuerpo, tu mente y tus decisiones diarias, poniendo en riesgo tus esfuerzos por mantenerte saludable. No pretendo alarmarte con estos escenarios, mi meta es que entiendas que es hora de darle al sueño la importancia que merece y verlo como un aliado clave en nuestro bienestar general.

EL PROBLEMA DE LA HIPERPRODUCTIVIDAD.

Vivimos en una sociedad que ha convertido la hiperproductividad en una insignia de honor. Nos hemos acostumbrado a alabar a las personas que parecen no detenerse nunca, aquellas que siempre están ocupadas, trabajando largas horas y manejando múltiples responsabilidades sin descanso. Existe una especie de admiración colectiva por quienes logran hacer la mayor cantidad de actividades en un solo día, incluso a costa de su propio bienestar.

Ya te dije que en mis años en la universidad nos gustaba, a mis compañeros y a mí, trabajar en los proyectos en horas de la noche y estudiar de madrugada para los exámenes. De hecho, recuerdo como si fuera ayer una época en la que estaba trabajando en mi tesis de grado y me encontraba haciendo una pasantía en una compañía. Durante este período, más de una vez me vi trabajando en la tesis toda la noche, hasta las 5 a.m., para luego salir de mi casa alrededor de las 6:30 a.m. para poder llegar a la oficina a las 8 a.m., sin dormir.

Nadie me dijo que esto podría tener consecuencias negativas para mi salud, si algo, me aplaudían el esfuerzo y yo me sentía súper orgullosa de mí misma.

Si lo pensamos detenidamente, pareciera que descansar se ha convertido en algo casi vergonzoso, un lujo que muchos sienten que no pueden permitirse sin la sensación de culpa. La narrativa predominante es que el éxito viene de la mano de dormir poco, y muchas personas llegan a presumir que necesitan menos horas de sueño como si fuera un superpoder.

Sin embargo, priorizar la productividad a cualquier costo y restarle valor al descanso tiene un precio alto: nuestra salud física y mental.

Es momento de cambiar el chip, de hablar más de la importancia del sueño, de dejar atrás el culto a la hiperproductividad y de comprender que el descanso no es un lujo ni una pérdida de tiempo, sino una necesidad. No deberíamos sentir culpa por dormir; al contrario, deberíamos verlo como lo que realmente es: un pilar fundamental de la salud. Subestimar su importancia puede traer consecuencias serias, desde un sistema inmunológico debilitado y un mayor riesgo de enfermedades crónicas hasta trastornos como la ansiedad y la depresión.

Incluso hasta hace poco, cuando hablábamos de vivir un estilo de vida saludable, solo hablábamos de lo que comíamos y de cuánto entrenábamos. Nunca se mencionaba la calidad del sueño. Esto es quizás porque sus efectos negativos no son tan inmediatos o visibles. Pero la ciencia es clara: dormir bien es esencial para el funcionamiento óptimo de nuestro cuerpo y mente.

La hiperproductividad también se centra en la idea errónea de medir el valor de nuestro trabajo y éxito en términos de horas invertidas, en lugar de calidad o eficiencia. Estamos atrapados en un ciclo en el que las personas trabajan más horas creyendo que eso equivale a mejores resultados. Pero la realidad es que, sin el descanso adecuado, nuestra productividad, creatividad y capacidad de tomar decisiones se ven afectadas. A medida que nos agotamos, el estrés y la ansiedad comienzan a acumularse creando un entorno insostenible en el que hacer más se convierte en un lastre para la mente y el cuerpo.

Este culto a la hiperproductividad ha llevado a un estado de agotamiento colectivo, donde el estrés crónico y la ansiedad son la norma. El ritmo frenético de la vida moderna ha convertido el dormir en una actividad que muchos intentan minimizar, como si fuera un obstáculo en lugar de una necesidad. En cambio, dormir debería considerarse una herramienta poderosa para mejorar nuestra eficiencia y bienestar general. Necesitamos cambiar la narrativa que glorifica el agotamiento y comenzar a valorar el descanso como un componente esencial para un éxito verdadero y sostenible. En lugar de medir nuestra productividad en horas sin fin, debemos empezar a considerar la calidad de nuestro trabajo y cómo el bienestar, incluido el sueño adecuado, juega un papel crucial en nuestro rendimiento y felicidad a largo plazo.

¿CUÁNTAS HORAS NECESITAMOS DORMIR?

Cuando mis clientes me preguntan cuántas horas deberían dormir se sorprenden al escuchar mi respuesta. Les digo que lo ideal es dormir entre 7 y 9 horas cada noche, y la mayoría piensa que exagero y me contesta que con 6 horas les basta y se sienten bien, ignorando que, a largo plazo, esa falta de descanso se acumula y puede afectar la salud y el bienestar general.

Siempre les explico que dormir 7 horas significa pasar un poco más de tiempo en la cama, ya que por lo general no nos quedamos dormidos al instante: si necesitas despertarte a las 6 a.m. y piensas que con acostarte a las 11 p.m. será suficiente para dormir 7 horas, el cálculo es técnicamente correcto; pero en la práctica, no lo es. Tu cuerpo necesita tiempo para relajarse y conciliar el sueño, lo que significa que debes darle un margen adicional para asegurarte de obtener esas 7 horas completas y reparadoras.

La recomendación de dormir entre 7 y 9 horas cada noche no es un número arbitrario. Está respaldada por una sólida base de investigación científica que ha demostrado cómo este mínimo de sueño beneficia nuestra salud física, mental y emocional.

Cuando dormimos, el cuerpo y el cerebro pasan por un ciclo compuesto por diferentes fases de sueño que son esenciales para nuestra salud, ya que en cada una se llevan procesos que nos benefician de una manera o de otra. Estas fases incluyen el sueño ligero, el sueño profundo y el sueño REM (movimiento ocular rápido).

Durante la fase de sueño ligero, que es la parte inicial del ciclo de sueño, el cuerpo comienza a relajarse, y las funciones fisiológicas empiezan a ralentizarse: los músculos se relajan, la respiración se vuelve más regular, y el ritmo cardíaco empieza a disminuir. La temperatura del cuerpo baja ligeramente, lo que indica que el cuerpo se está preparando para un sueño más profundo y la mente empieza a desconectarse de los estímulos externos. Sin embargo, si algo interrumpe esta etapa, las personas suelen sentirse como si no hubieran dormido profundamente.

Luego, tenemos el sueño profundo, también conocido como sueño de ondas lentas, y que es una etapa crucial para la restauración física y el bienestar general ya que durante esta fase el cuerpo repara los tejidos dañados, promueve el crecimiento muscular, y fortalece el sistema inmunológico. Es aquí cuando se produce la mayor parte de la liberación de la hormona de crecimiento, lo cual es vital para la regeneración y recuperación celular. En esta fase el cuerpo se dedica a reponer y restaurar la energía gastada durante el día, preparando al organismo para las actividades del día siguiente. También se producen y se liberan proteínas llamadas citoquinas, que ayudan a combatir infecciones, inflamaciones y el estrés. La actividad cerebral es muy baja durante el sueño profundo, y las ondas cerebrales son lentas y de gran amplitud (ondas delta). Estas ondas están directamente relacionadas con una calidad de vida superior ya que ayudan a reducir el estrés, mejorar el estado de ánimo y aumentar la capacidad de concentración. De hecho, las ondas deltas son las que buscamos cuando practicamos la meditación profunda y que traen consigo una sensación de paz y bienestar.

La fase REM ocupa el 25% del ciclo de sueño, comienza entre 70 y 90 minutos después de quedarte dormida y es crucial para los humanos, ya que es en ella donde el cerebro logra realizar sus procesos más relevantes, encargándose de clasificar y resguardar en nuestra memoria la información percibida durante el día, y desechando aquella que no es relevante, desarrollando la memoria a corto, mediano y largo plazo. Matthew Walker incluso habló en su libro sobre varias investigaciones que sugieren que las personas privadas de sueño REM tienen dificultades para recordar lo que han aprendido. Dice también que soñar durante la fase REM actúa como una especie de terapia nocturna, ayudando a procesar y gestionar las emociones, y que soñar sirve para recordar los detalles de experiencias importantes y para disolver la carga emocional de recuerdos dolorosos.

Completar un ciclo de sueño, es decir, pasar por las tres fases, toma entre 90 y 120 minutos. Para obtener todos sus beneficios, necesitamos que nuestro cuerpo atraviese entre cuatro y seis ciclos por noche. La única forma de lograrlo es asegurándonos el tiempo suficiente en cama, lo que, en la mayoría de los casos, significa dormir entre 7 y 9 horas de calidad.

Debes saber que no solo importa la cantidad de horas que duermes, sino también la calidad de ese sueño. De nada sirve dormir 7 horas si te despiertas sintiéndote cansada y sin energía para empezar el día. Más adelante, te compartiré algunos consejos que te ayudarán a lograr un sueño más profundo y reparador.

TOMA LAS RIENDAS DE TU SUEÑO.

Antes de que puedas mejorar tu sueño, debes evaluar si hay algo que está mal. Cuando yo lo hice, me di cuenta de que debía hacer una serie de cambios en mi rutina. Te invito a que respondas a estas preguntas para hacer una evaluación sincera de tus hábitos:

¿Cuántas horas duermes? Las noches de la semana, los fines de semana.

¿Cuáles crees que son tus problemas de sueño y cuál puede ser la causa?

¿Qué hábitos o comportamientos crees que necesitas cambiar?

¿Qué modificaciones necesitas hacer para que tu dormitorio sea más propicio para el sueño?

¿Sospechas que puedes tener un trastorno del sueño?

Guarda tus respuestas y recuerda que estoy aquí para ayudarte. Te voy a dar ahora mismo una lista de factores que son los perturbadores más frecuentes del sueño reparador:

1. Los horarios irregulares a la hora de irse a la cama, ya que alteran y desincronizan el reloj interno de tu cuerpo. No tener una rutina a la hora de acostarse hace que tu transición al sueño sea desorganizada. Seguramente tú tomas el tiempo necesario para prepararte para cocinar, para hacer ejercicio y para las reuniones en el trabajo, ¿no es así? ¿Por qué no prepararte también para dormir bien y tratar de hacerlo a la misma hora cada noche? Por ejemplo, el exceso de tecnología y de luz artificial es un gran problema, sobre todo en la hora previa a acostarse, porque frenan la producción de melatonina, la llamada hormona de sueño, que regula los ciclos de día y noche o los ciclos de sueño-vigilia. Entonces, ¿qué te parece si de ahora en adelante te planificas para apagar las pantallas un poco más temprano y siempre a la misma hora?

2. Las siestas demasiado cercanas a la hora de acostarse, por ejemplo: después de las 3 p.m., pueden dificultar la conciliación del sueño. Hacer siestas no tiene nada de malo, pero debes tratar de hacerlas temprano, y que no duren más de 30 minutos.

3. Piensa en tu forma de respirar y piensa que una respiración inadecuada afecta al sueño. La respiración nasal es la forma correcta de respirar tanto dormido como despierto. Si respiras por la boca, no estás oxigenando correctamente tus órganos. Además, la respiración bucal puede tener otras consecuencias para la salud. Los ronquidos aparecen cuando la respiración está ya comprometida y pueden ser un factor de riesgo para padecer apnea obstructiva del sueño.

4. Saber qué es lo que está impactando tu sueño de manera negativa puede ayudarte a identificar los cambios y modificaciones que necesitas hacer para una mejora sostenible del sueño y de tu salud. Ten en cuenta que los malos hábitos de sueño no cambian de la noche a la mañana. Puede llevar de 4 a 6 semanas formar nuevos hábitos. Pero si sabes en qué punto te encuentras, podrás tomar decisiones más acertadas sobre el camino a seguir.

Un santuario para dormir bien.

Evaluemos ahora tu recámara: ¿está organizada? ¿Es acogedora? ¿Es cómoda?, Tu habitación debe ser tu santuario del sueño. De hecho, tu dormitorio no debería ser tu centro de entretenimiento, ni tu oficina. Tu cuarto y tu cama deberían ser únicamente para dos cosas: dormir y tener sexo con tu pareja.

Para dormir bien, tu dormitorio debe ser:

- **Oscuro:** la luz no deseada en tu dormitorio interrumpirá tu reloj interno y le indicará a tu cerebro que es hora de estar despierto.

- **Fresco:** el cuerpo necesita estar fresco para dormir, pero no demasiado, se recomienda que tu recámara tenga una temperatura entre 18 y 20 grados Celsius.

- **Silencioso:** utiliza una máquina de ruido blanco o un ventilador, o colócate unos tapones para oídos si no hay otra forma de reducir el ruido ambiental. Si te gusta escuchar música para conciliar el sueño, vale, pero no la dejes puesta durante la noche pues ya vimos que tu cerebro sigue procesando los sonidos. Y si dejas la televisión encendida, verifica si tu televisión tiene un temporizador de manera de que se apague en un momento determinado de la noche. Más aún, elimina el televisor de tu dormitorio.

- **Ordenado:** ¿Acaso te parece relajante dormir en un lugar desordenado y caótico con cosas por todas partes que te recuerdan lo que tienes que hacer? ¿Qué tal si a partir de ahora tratamos de conservar nuestro dormitorio lo más ordenado posible? Podemos empezar por hacer la cama todos los días, luego tratar de que no haya ropa en la cama, luego tratar de que no haya en el piso y así poco a poco.

- **Cómodo:** piensa en tu colchón y en tus almohadas como una inversión en tu sueño y en tu bienestar. Nos gastamos mucho dinero en un coche, pero ¿dónde pasas más tiempo, manejando o durmiendo? Con suerte, la segunda opción es tu respuesta. Además, ¿cuántos años tiene tu almohada? Debe estar limpia, y fresca, y en buenas condiciones para una correcta alineación de tu cuello y tu columna vertebral. La selección de sábanas, fundas y ropa de dormir también es esencial para un sueño suntuoso. Los tejidos deben ser transpirables para que se adapten a tu cuerpo y a la temperatura de la habitación.

Una buena noche de descanso empieza en el momento que despiertas

Algo muy importante que debes tener en cuenta es que tu comportamiento durante el día influirá directamente en cómo duermes por la noche, y la calidad de tu sueño tendrá un efecto directo sobre la calidad de tu día. Es como un círculo que se puede volver un círculo vicioso si no nos preocupamos en adoptar estrategias que nos ayuden a dormir mejor.

A continuación, te comento rutinas que hago en el día y en la noche (antes de dormir) para dormir bien. Ten en cuenta que, en algunos casos, al aplicar estos cambios, verás resultados rápidos; en otros casos, tardará un poco más. Una buena forma de saber si tu sueño está progresando es ver si te sientes más despierto por la mañana, si puedes despertar sin necesidad de una alarma, si no dependes del café para sentirte lista para comenzar la jornada, si te sientes con más energía, si sientes que memorizas las cosas con más facilidad y si ves que no te quedas dormida viendo tele o en las reuniones de trabajo.

ESTRATEGIAS PARA UN SUEÑO PROFUNDO Y REPARADOR.

1. Acuéstate y levántate a la misma hora cada día, incluso los fines de semana. Te confieso que esto a mí me costaba mucho, pero desde la pandemia se me hizo más fácil y ahora con un bebé de casi dos años en casa aún más fácil. Verás, mi hijo se despierta siempre entre 6 a.m. y 6:30 a.m. (sin importar el día de la semana), de manera que a las 10 p.m. ya estoy en mi cama lista para dormir, de lunes a lunes. Si no tienes hijos, pues primero evalúa a qué hora debes despertar los días de semana, a esa hora réstale 9 horas. Esa es tu hora de irte a dormir todos los días. No importa un leve desfase de una o dos horas un sábado, pero que no sea parte de tu rutina alterar tu horario de sueño-vigilia cada fin de semana.

2. Si como a mí te gusta el café, quizás debas pensarlo dos veces antes de tomarte el cafecito en la tarde. La cafeína es solo un estímulo temporal y puede afectar negativamente a los ciclos de sueño. Como es un estimulante, debe dejarse de consumir al menos entre 4 y 6 horas antes de ir a dormir. De hecho, la cafeína puede permanecer en el organismo hasta 12 horas, y si te tomas un café a las 4 p.m., ¡habrá cafeína en tu cuerpo hasta las 4 a.m.! A mí esto me costó mucho porque solía tomarme un café en la tarde, antes de empezar mis actividades de baile y aeróbicos, pero querer es poder: empecé por cambiarlo a una taza de café sin cafeína y luego simplemente dejé de tomar café en la tarde. En la actualidad mi última taza de café me la tomo a las 11 a.m. Tu tolerancia a la cafeína podría ser mayor que la mía, pero te

recomendaría entonces que la última taza de café sea después del almuerzo.

3. Otra bebida de la cual a veces abusamos es el alcohol. Pareciera que una o dos copitas con la cena nos relajan y nos ayudan a dormir mejor, pero en realidad, estas copitas pueden alterar tus ciclos de sueño y puede que no te despiertes tan descansada. Los estudios sugieren no tomar alcohol hasta 6 horas antes de acostarse. Para serte sincera desde que quedé embarazada en junio del 2022 no tomo alcohol, pero recuerdo que antes trataba de al menos no tomar alcohol los días de semana y me ponía un límite de 2 copas de vino tinto los fines de semana, no muy cerca de la hora de dormir.

4. El ejercicio es estupendo, pero no demasiado tarde. Intenta hacer ejercicio no más tarde de 2 o 3 horas antes de acostarte. Cuando hacemos ejercicio, sobre todo si es una actividad intensa, nuestro cuerpo libera cortisol, que es una hormona antagonista de la melatonina. Es decir, cuando una sube la otra disminuye, y viceversa. Si tu horario solo te permite entrenar de noche, como fue el caso de uno de mis clientes, lo que te recomiendo es hacer sesiones cortas y no muy intensas, de esta manera no se afecta la calidad de tu sueño.

5. Si fumas, considera que, al igual que la cafeína, la nicotina es un estimulante, por lo que hace que los fumadores tengan un sueño muy ligero. De hecho, fumar antes de ir a dormir puede favorecer el insomnio más que el consumo de cafeína. Fumar de por sí es un hábito que no aporta nada a tu salud, así que yo te recomendaría tratar de trabajar en dejar este hábito a un lado.

6. No se recomienda hacer una comida copiosa a menos de 3 horas de la hora de acostarse porque el sistema digestivo se ralentiza durante el sueño y le cuesta más procesar los

nutrientes. Además, si comes mucho justo antes de dormir, esto puede producir una indigestión que tendrá un impacto sobre la calidad de tu sueño. Yo trato de cenar no más tarde de las 8 p.m., pero a veces me resulta complicado. Si también es tu caso, opta por una comida ligera como una ensalada o un poco de yogur griego con frutas.

7. Si tienes la posibilidad de tomar una siesta, no lo hagas después de las 3 de la tarde. Las siestas pueden ayudar a recuperar el sueño perdido, pero las siestas a última hora de la tarde pueden hacer más difícil conciliar el sueño por la noche. Mi siesta siempre cae a eso de las 2 de la tarde y me aseguro de poner una alarma para que no sea mayor a 30 minutos.

8. Evita a toda costa las pantallas antes de dormir. Sé que es difícil y que tendemos a distraernos con las redes sociales justo en ese momento, pero para ser franca, la tecnología es uno de los mayores culpables de nuestros problemas para un buen descanso. Esto es lo que te recomiendo: revisa tu celular antes de entrar a tu recámara y déjalo afuera mientras se recarga durante la noche. Lo mismo con la computadora: si eres de las que trabaja tarde en la computadora, trata de apagarla al menos 1 hora antes de acostarte. Una vez en tu recámara, opta por una actividad relajante, en mi caso yo opto siempre por leer un buen libro, pero también puedes escribir, dibujar, hacer ejercicios de respiración o escuchar música. Ten esto en cuenta: los dispositivos tecnológicos emiten una luz azul que indica al cerebro que se mantenga alerta, lo cual es contraproducente a la hora de dormir.

9. Siguiendo con el tema de la luz, trata de atenuar las luces de la casa una hora antes de dormir. Por ejemplo, al momento de cerrar tu computadora y apagar la tele, puedes iluminar tu casa solo con lámparas bajas, como las que usamos en las mesas de noche, y con esa luz tenue terminar los pendientes

como arreglar la cocina, lavarnos los dientes, quitarnos el maquillaje, etc. Esto le indica a nuestro cuerpo que se acerca la hora de dormir y favorece la transición hacia un estado de somnolencia que nos ayudará a quedarnos dormidas más rápido.

10. Si tienes la oportunidad, puedes tomar un baño caliente antes de acostarte. Esto está asociado no solo con la relajación sino también con la modificación de la temperatura central del cuerpo. Si tienes hijos piensa como siempre te recomiendan darle un baño caliente al bebé para que se relaje y duerma mejor, lo mismo pasa con nosotras.

11. Si te despiertas durante la noche (porque tienes un bebé, o una mascota que te despierta o porque vas al baño), no mires la hora; tu cerebro se activará y empezará a contar el tiempo de sueño que le queda. Da la vuelta a tu reloj para que no puedas verlo, y así evitar la estimulación cerebral y la ansiedad.

Recuerda esto:

Lo que haces en el día influye en cómo duermes en la noche, y como duermes impacta directamente cómo será tu día mañana.

Podríamos decir que este es mi mantra y me lo repito cada vez que me veo tentada a entrar a mi habitación antes de dormir con el celular de la mano, o cuando ya son las 9:30 p.m. y me pregunto si ver o no otro episodio de mi serie favorita. En esos momentos me digo que las decisiones que tome afectarán mi manera de dormir y que, si quiero que mañana sea un buen día, debo dormir bien esta noche.

Pero ¿por qué es tan importante? Porque nuestro sueño está influenciado por algo llamado ritmos circadianos. Estos ritmos actúan como el reloj interno de nuestro cuerpo y son cruciales para regular no solo nuestro sueño, sino también el funcionamiento de nuestros órganos durante el día. Ellos se ajustan a factores externos como la luz solar, sincronizando procesos fisiológicos esenciales, desde la producción de hormonas hasta la temperatura corporal y los niveles de energía. En otras palabras, estos ciclos naturales influyen en nuestro bienestar y en la calidad del descanso que obtenemos cada noche. Comprender los ritmos circadianos es clave para optimizar nuestro sueño y nuestra salud general, y de eso hablaremos en el próximo capítulo.

REFLEXIONA Y APLICA

¿Cómo se sienten tus niveles de energía y concentración después de una noche de buen sueño comparado con una noche en la que dormiste menos de lo necesario? Reflexiona sobre el impacto del sueño en tu rendimiento diario y en tu bienestar general.

Ejemplo práctico: Establece una rutina relajante antes de dormir. Puedes intentar desconectar de las pantallas al menos 30 minutos antes de acostarte o dedicar 5 minutos a una práctica de estiramientos, respiración o meditación. Observa si estos pequeños cambios te ayudan a dormir mejor y a sentirte más descansada al día siguiente.

5

LOS RITMOS CIRCADIANOS Y SU INFLUENCIA EN TU BIENESTAR

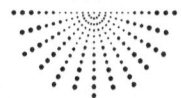

> *Escuchar los ritmos naturales de nuestro cuerpo puede ayudarnos a vivir más sanos y felices.*
>
> — DR. SATCHIN PANDA, AUTOR DE *EL CÓDIGO CIRCADIANO: PIERDA PESO, AUMENTE SU ENERGÍA Y DUERMA BIEN TODAS LAS NOCHES.*

En el año 2009 me mudé a Montreal, Canadá, y una de las cosas que más me impactaron cuando viví en ese país fue cómo cambiaba la cantidad de luz solar a lo largo del año. Durante los meses de verano, junio, julio y agosto, los días eran largos y luminosos: el sol salía alrededor de las seis de la mañana y no se ocultaba hasta las nueve de la noche. La vida se sentía más activa, todo el mundo parecía tener más energía, y los planes al aire libre abundaban. En cambio, durante el invierno, en diciembre, enero y febrero, la situación era distinta. El sol apenas salía alrededor de las siete de la mañana y ya se escondía a las cinco de la tarde, si no antes.

Pronto noté que, en esos meses oscuros, me sentía distinta. Mi ánimo era más bajo, mis niveles de energía disminuían, y tenía menos motivación para hacer actividades que normalmente disfrutaba. No era solo una impresión personal: descubrí que este fenómeno tiene un nombre, tristeza del invierno o *winter blues*, una sensación de decaimiento emocional que muchas personas experimentan durante los meses de menor luz solar en países donde las cuatro estaciones están bien marcadas. De hecho, se estima que en Estados Unidos alrededor del 30% de los adultos hispanos reportan sentirse deprimidos con la llegada del invierno, en comparación con el 23% de los adultos no hispanos.

Estos patrones no son casualidad, forman parte de una sincronización interna que todos llevamos dentro: nuestros ritmos circadianos. A menudo los ignoramos, viviendo al ritmo frenético que nos impone la sociedad, pero si los observamos y escuchamos, estos ritmos pueden darnos las claves para vivir con más energía, equilibrio y bienestar.

REFLEXIONA SOBRE TUS PROPIOS RITMOS.

¿Te has detenido alguna vez a pensar en cómo varían tus niveles de energía, concentración o ánimo a lo largo del día? Quizás sientes que por la mañana eres imparable, pero por la tarde necesitas una siesta. O tal vez eres de las que despiertan con dificultad, pero encuentran su mejor momento en la noche. ¿Alguna vez has notado cómo afecta a tu ánimo un día soleado en comparación con un día gris? ¿O quizás vives en un país como Canadá, con estaciones marcadas, y sientes –al igual que yo– cómo cambia tu energía a medida que cambia la cantidad de luz solar?

Hoy quiero invitarte a que te conviertas en una especie de detective de tus propios ritmos. PREGÚNTATE:

¿A QUÉ HORA ME SIENTO MÁS ALERTA Y PRODUCTIVA?

LOS RITMOS CIRCADIANOS Y SU INFLUENCIA EN TU BIENESTAR

¿En qué momento del día suelo sentir más cansancio?

¿Mis hábitos de sueño, comida y actividad física están alineados con mi cuerpo o con mis obligaciones externas?

Mientras avanzas en este capítulo, reflexiona sobre estas preguntas teniendo en cuenta que la relación entre la luz solar y nuestro estado de ánimo está vinculada a los ritmos circadianos, unos ciclos internos que sincronizan muchos procesos en nuestro cuerpo según el ciclo de luz y oscuridad que nos rodea, y de los cuales hablaré más adelante.

Mi meta es ayudarte a reconocer y sincronizar esos ritmos internos que ya existen en ti, para que dejes de sentir que vas a contracorriente y empieces a fluir con tu propia energía natural.

NUESTRO RELOJ INTERNO.

Algunos animales y plantas, incluidos los seres humanos, realizan sus actividades durante el día y luego se pasan la noche durmiendo y en reposo. Otros, en cambio, despiertan al anochecer y pasan las horas de oscuridad en acción para volver a cerrar los ojos cuando la luz aparece. Esto depende del horario de nuestro reloj interno, que decide si estamos despiertos en un momento o en el otro.

Este reloj recibe señales del mundo exterior y se adapta a él. Por ejemplo, si vives en una zona con estaciones marcadas, te darás cuenta de que durante el verano te despiertas naturalmente un poco más temprano, y es porque el sol sale un poco antes. O si has viajado a lugares con husos horarios diferentes al tuyo, te habrás dado cuenta de cómo tu cuerpo se adapta al nuevo horario y eventualmente te da sueño a la misma hora que a los habitantes de la región. Y es porque es la luz el factor determinante de cuándo estamos activos y cuándo no.

En los años 90 se descubrió que cada órgano de nuestro cuerpo tiene su propio reloj y que cada uno funciona de manera independiente. Imagínate que el cuerpo humano es una casa y cada órgano es una pieza distinta, cada una con un reloj diferente. El reloj de la recámara te dice cuándo dormir y cuándo despertar, el de la oficina te indica cuándo trabajar, el de la cocina te dirá cuándo comer y el del baño... ¡ya me entendiste!

EL RITMO DE NUESTRA VIDA.

Sabes que yo soy bailarina y que, por ende, me encanta la música, pero no es de ese ritmo del que te voy a hablar. Estudios se han llevado a cabo para examinar los ritmos internos de los seres humanos, es decir, los ritmos que marcan nuestros procesos fisiológicos, metabólicos y hasta cognitivos; encontrando que muchos aspectos de nuestra vida diaria tienen un ritmo, y que este ritmo está regulado por relojes internos. Por ejemplo, antes de despertarnos, nuestro reloj interno prepara a nuestro cuerpo para las actividades del día: la producción de melatonina (la hormona responsable de promover el sueño) decrece, nuestro corazón se acelera, nuestra presión sanguínea sube y nuestra temperatura aumenta medio grado.

Dicho de otra manera, nuestra salud en general va de la mano con el reloj interno y con nuestros ritmos diarios. En la mañana, si estamos saludables, nos despertamos con energía luego de haber dormido profundamente la cantidad de horas necesarias. A esa hora el cerebro está preparado para el aprendizaje y la resolución de problemas. Del mismo modo, nuestro sistema digestivo elimina en el transcurso de la noche las toxinas acumuladas; y a nivel cognitivo nos sentimos alerta y listos para el nuevo día. De hecho, poco después de haber abierto los ojos, las glándulas suprarrenales secretan cortisol –llamada también la hormona del estrés– para ayudarnos a sentirnos listos para comenzar el día y el páncreas secreta insulina para poder procesar la ingesta de alimentos.

A medida que llega la noche, mientras el sol se esconde, nuestra temperatura corporal comienza a descender, la producción y secreción de melatonina aumenta, y el cuerpo se prepara para dormir. En la noche, estar saludable es sinónimo de sentirse cansado, y quedarse dormido sin mucho esfuerzo.

Como te comenté en el capítulo anterior, mientras dormimos se llevan a cabo innumerables procesos internos. De hecho, si lo recuerdas, el cerebro está muy activo, a veces casi tan activo como cuando estamos despiertos. Para refrescar un poco tu memoria, mientras dormimos se consolidan memorias, se producen hormonas como la hormona de crecimiento, el cerebro se limpia y se deshace de toxinas que se acumulan durante el día, soñamos y gestionamos nuestras emociones, etc.

De esta manera se cierra el ciclo de 24 horas y vemos cómo en cada parte del día hay órganos activos y procesos que se están llevando a cabo para mantenernos sanos.

Estos ritmos biológicos que abarcan 24 horas reciben el nombre de ritmos circadianos (del latín *circa* que significa alrededor, y *dies*, día), y son ritmos que optimizan las funciones biológicas de nuestro organismo. Ellos son controlados por nuestro reloj interno gracias a su interacción con la luz y la ingesta de comida. Entonces, es nuestra responsabilidad mantener este reloj bien sincronizado para tener una vida saludable. Si no sabes cómo hacerlo, sigue leyendo, te ayudaré a lograrlo.

¿CÓMO SE RELACIONAN LOS RITMOS CIRCADIANOS CON NUESTRO RELOJ INTERNO?

Dentro de nuestro cerebro, existe un pequeño director de orquesta llamado núcleo supraquiasmático (NSQ). Este director está ubicado en una parte especial del cerebro, el hipotálamo, y su tarea principal es mantener todo en sincronía: desde nuestros patrones de sueño y vigilia, hasta cuándo sentimos hambre o cuándo estamos más alerta. Es como el reloj central que coordina a los demás relojes del cuerpo, asegurándose de que cada órgano toque su instrumento en el momento justo. De hecho, las 20.000 neuronas que forman el NSQ están conectadas directamente a la glándula pituitaria, que produce hormona de crecimiento; a las suprarrenales, que secretan la hormona del estrés; a la tiroides, que produce las hormonas tiroideas; a las gónadas, que producen las hormonas responsables de la reproducción; e indirectamente a la glándula pineal, que es la responsable de la producción de melatonina.

Pero ¿cómo sabe este director de orquesta qué hora es? Aquí entra en juego la melanopsina, una membrana que actúa como una especie de sensor de luz que se encuentra en nuestras retinas. La melanopsina funciona como una antena que capta los rayos de luz y envía un mensaje al NSQ para decirle: ¡Es hora de empezar el día! o ¡es hora de prepararse para dormir! Imagina que tus ojos son como ventanas y cada vez que entra la luz es como si alguien tocara la puerta del director para decirle qué hacer. Esta membrana tiene un impacto directo sobre nuestro reloj circadiano, nuestro ciclo de sueño y la producción de melatonina.

Cuando la luz natural de la mañana llega a tus ojos, la melanopsina activa el NSQ y este empieza a despertar tu cuerpo: reduce la melatonina (la hormona del sueño), aumenta la producción de cortisol (para darte energía), y prepara los sistemas para enfrentar el día. Por la noche, cuando la luz desaparece, el mensaje cambia y el NSQ indica al cuerpo que es hora de reducir la actividad y empezar a generar melatonina para dormir.

Este sistema funciona como una orquesta perfectamente sincronizada, donde la luz es la batuta que marca el ritmo. Así como una orquesta suena desordenada si los músicos no siguen al director, nuestro cuerpo pierde el ritmo cuando no respetamos las señales de luz que recibe el NSQ. Por ejemplo, pasar mucho tiempo frente a pantallas brillantes en la noche es como si le indicáramos al director que todavía es de día. Esto confunde al reloj central y puede alterar nuestros ciclos de sueño, hambre y energía.

Entonces, la luz solar actúa como una especie de regulador natural que ajusta estos ritmos, influyendo en cómo nos sentimos a lo largo del día, y de ahí vemos que cuidar la luz que entra a nuestros ojos en los momentos adecuados del día es clave para mantener la armonía de nuestra orquesta interna.

Tania, una de mis clientas, tuvo una mejora notable en la calidad de su descanso cuando tomó una decisión sencilla y poderosa: dejar el celular fuera de su habitación. Me dijo que al principio le costó romper el hábito, pero al poco tiempo empezó a dormirse más rápido y a despertarse con menos fatiga. Es un ejemplo claro de cómo un cambio pequeño –como evitar la exposición a pantallas por la noche– puede alinear nuestros ritmos internos y mejorar el descanso sin necesidad de pastillas ni soluciones complejas.

SOBRE LA EVOLUCIÓN DEL SER HUMANO Y LA LUZ.

Para entender cómo la luz tiene un impacto sobre nuestra salud y nuestro comportamiento tenemos que abrir un pequeño paréntesis y hablar sobre la evolución.

Nuestra fisiología es casi idéntica a la que teníamos hace unos dos millones de años: dormimos de noche y comemos durante el día, hagamos un pequeño viaje al pasado para entender cómo vivían nuestros ancestros en función de la luz solar.

Vamos a situarnos hace miles de años en el ecuador, con temperaturas constantes durante el año y donde el día siempre dura unas doce horas, independientemente de la estación. Estos hombres y mujeres primitivos se despertaban muy temprano para ir a cazar o para recolectar frutas, raíces, verduras y nueces; un proceso que llevaba mucho tiempo, sobre todo si tenían que, al mismo tiempo, correr del acecho de depredadores.

También debían tener un buen tono muscular para al final de la tarde correr y volver a casa, ¡estamos hablando de millas! Una vez de regreso, los antropólogos creen que comían su última comida cuando comenzaba a caer el sol, lo cual les dejaba tiempo para encontrar un lugar seguro para dormir, antes de la oscuridad. Durante la noche, descansaban entre doce y quince horas, y la mayor parte de este tiempo dormían.

Nuestros antepasados estaban activos cuando había luz, en reposo cuando no la había. Sin embargo, en un momento dado descubrimos el fuego, y fue la primera herramienta de los seres humanos para, literalmente, trabajar contrarreloj, ya que el fuego nos ayudó a tener más luz y nos permitió poder quedarnos despiertos unas horas extra.

Volvamos al presente y entendamos como hoy en día vivimos la mayor parte de nuestra vida contrarreloj: tenemos luz cuando queremos (de día o de noche), podemos cocinar cuando queremos, tenemos acceso a la comida las 24 horas (en nuestro refrigerador, en un automercado 24 horas o llamando a un servicio de entregas). No solo eso, sino que ya no debemos caminar horas para conseguir nuestra comida, de hecho, pasamos la mayor parte sentados en nuestros carros o en nuestro trabajo, reduciendo nuestra actividad física al mínimo.

Además, dormimos muy poco y pasamos la mayor parte de nuestro tiempo bajo techo, sin acceso a luz solar y frente a pantallas de diversos tamaños (ordenador, televisión, celulares, tabletas) hasta altas horas de la noche. Al contrario, cuando necesitamos luz solar –durante el día– estamos encerrados, bajo techo, sin acceso a ella.

Todo esto nos lleva a una conclusión clave: **nuestro estilo de vida moderno no está alineado con nuestros relojes biológicos**. La exposición excesiva a la luz artificial por la noche, la falta de luz natural durante el día, el sedentarismo, las comidas a deshoras y la desconexión con los ciclos naturales del cuerpo interfieren directamente con nuestros ritmos circadianos. Esto no solo afecta la calidad del sueño, sino que también impacta nuestra digestión, nuestro metabolismo, nuestros niveles de energía, nuestro estado de ánimo y, en general, nuestra salud física y mental.

Vivimos fuera de ritmo. Y cuanto más lejos estamos de ese ritmo natural –el que evolucionó con nosotros durante millones de años– más difícil se hace encontrar equilibrio, vitalidad y bienestar.

No se trata de volver a la vida de las cavernas, pero sí de reconocer que volver a lo esencial –movernos más, exponernos a la luz solar, dormir mejor, comer con intención– es clave para sentirnos más saludables en un mundo que constantemente nos empuja a lo contrario.

LOS RITMOS VITALES NO SE BAILAN: SE VIVEN –SUEÑO, ALIMENTACIÓN Y ACTIVIDAD FÍSICA.

Los ritmos principales de nuestra salud no son salsa, bachata y merengue, sino sueño, nutrición y actividad física. Al igual que en una buena coreografía, estos tres ritmos de nuestro cuerpo deben estar en sintonía para mantener un flujo saludable. Si nuestro ciclo de sueño, nuestros hábitos alimenticios y nuestro ejercicio están bien coordinados, la armonía se refleja en nuestro bienestar. Sin embargo, cuando uno de estos ritmos pierde el compás, los otros también se desajustan, generando una secuencia de efectos que afectan nuestra salud en general. Al final, mantener este ritmo interno equilibrado es la clave para sentirnos fuertes, vitales y en control de nuestro propio baile de bienestar.

El sueño: Los madrugadores y los noctámbulos.

Aunque los humanos estemos gobernados por un patrón o ciclo de 24 horas, el momento del día en el que se alcanza el máximo de capacidades cognitivas o físicas varía de persona a persona. Lo mismo sucede con la hora en la que nos sentimos listos para despertarnos o listos para ir a dormir.

Seguro has escuchado de gente que te dice que para ellos la clave del éxito está en dormir tarde y despertarse tarde, a veces incluso después del mediodía. Este grupo hace el 30% de la población. En mis años universitarios, yo creía ser parte de este grupo.

También hay otros que se dicen por naturaleza madrugadores, es decir, que sienten que funcionan de manera óptima cuando se despiertan muy temprano en la mañana. Este grupo hace el 40% de la población.

El 30% restante está en un intermedio, ni muy madrugadores, ni muy noctámbulos.

¿En cuál grupo crees estar tú?

Hay quienes atribuyen esto a factores genéticos, como el Dr. Matthew Walker en su libro *¿Por Qué Dormimos?*; mientras que hay quienes aseguran que esto es el resultado de malos hábitos, como lo indica Satchin Panda, PhD, en su libro *El código circadiano*. Mi objetivo no es probar ni una ni otra premisa, sino ayudarte a determinar si tú estás a la escucha de las señales de tu cuerpo y si estás durmiendo a las horas que te lo indica tu reloj interno.

Walker indica que esta característica de los seres humanos es conocida como su cronotipo, y está fuertemente determinado por la genética. Los noctámbulos encuentran bastante difícil quedarse dormidos temprano, y lo logran a altas horas de la noche, o, mejor dicho, de madrugada. Por consiguiente, no les agrada mucho la idea de despertarse temprano y prefieren esperar a veces hasta el principio de la tarde para comenzar la jornada. Si se despiertan muy temprano sienten que no son capaces de funcionar de manera óptima, como si su cerebro estuviese aún dormido. Por otro lado, los madrugadores prefieren dormirse alrededor de las nueve de la noche y despertar, sin problemas, a las cinco de la mañana. ¿Te reconoces en alguno de estos escenarios? ¿Quizás reconoces a alguno de tus padres en uno o en el otro?

Pero ¿cómo saber si se trata más bien de un tema de malos hábitos y en el fondo nuestro ritmo es diferente al que creemos?

Retoma las preguntas que te hice al inicio de este capítulo y súmale estas tres para ver si podemos tener una idea de tu ritmo circadiano:

LOS RITMOS CIRCADIANOS Y SU INFLUENCIA EN TU BIENESTAR

Si no tuvieras nada que hacer mañana, ¿cuál sería tu hora preferida para levantarte?

Si mañana tuvieras un examen muy difícil, ¿cuál sería tu hora preferida para tomarlo?

Si tuvieras que hacer dos horas de trabajo físico intenso mañana, ¿cuál sería tu hora preferida para hacerlo?

Tus respuestas deberían darte una idea de si tiendes a levantarte temprano o tarde. Si estás en el medio, perteneces al cronotipo moderado.

Por último, si tienes más tiempo, puedes ofrecerte un fin semana acampando en la naturaleza, sin luz eléctrica y sin tecnología. Si lo haces, sentirás por ti mismo a qué hora necesitas dormir y a qué hora debes despertar, y sabrás entonces si tus hábitos están interfiriendo con tu ritmo natural de base.

LA NUTRICIÓN: LA HORA EN LA QUE COMES AFECTA TU RELOJ.

¿Qué sucede si ingerimos alimentos en momentos inadecuados del día? ¿Qué impacto tiene esto sobre nuestro ritmo circadiano?

Algunas páginas atrás te comentaba que cada órgano tiene un reloj y que estos funcionan de manera independiente. En un estudio realizado en 2009 en el laboratorio del Dr. Panda se demostró que es la ingesta de comida la que reinicia el reloj del hígado, y no el cerebro. Esto quiere decir que, así como la luz solar en la mañana reinicia nuestro reloj principal, el primer bocado reinicia el reloj en otros órganos.

Digamos que estás acostumbrado a tomar tu desayuno a las 8 a.m. ¿Te has dado cuenta de que siempre sientes hambre a esa hora, sin importar lo que hayas cenado la noche anterior? El reloj del intestino le dice al cerebro que debe prepararse para el desayuno y provocar la sensación de hambre. Por su lado, el páncreas se alista para secretar insulina, los músculos se alistan para tomar un poco de energía, y el hígado se prepara para almacenar glucógeno y fabricar grasa para enviarla a nuestros tejidos adiposos. Es como si tuvieras una cita con estos órganos cada día a las 8 a.m.

Podemos decir que cada órgano hace uso del reloj circadiano para procesar los alimentos por algunas horas del día, a partir de la hora en la que rompes el ayuno. Siguiendo con el ejemplo anterior, si rompes tu ayuno a las 8 a.m., tu cuerpo está en óptimas condiciones para digerir, absorber y metabolizar la comida durante unas 8 a 10 horas. Después de transcurrido este tiempo, tu cuerpo será capaz de digerir alimentos, pero su eficiencia habrá disminuido porque simplemente no están programados para trabajar las 24 horas del día.

De hecho, no solo el desayuno sino también la hora a la que cenas es importante. Comer a las 6 p.m. tomará un par de horas en ser digerido, mientras que, si comes lo mismo a las 8 p.m. tomará mucho más tiempo porque lo consumiste fuera de la ventana de 10 horas que comenzó a las 8 a.m. con el desayuno.

¿Y qué decir sobre ese *snack* después de la cena? Muchas de mis clientes me comentan que es uno de los hábitos más difíciles de dejar. Siempre les digo que no se trata de privarse, sino de entender cómo funciona el cuerpo. Algo importante a tener en cuenta es que nuestro organismo alterna entre dos estados principales: almacenar energía (lipogénesis) y utilizar reservas de grasa (lipólisis). Aunque estos procesos ocurren constantemente, uno suele predominar según nuestras rutinas alimenticias.

Como te comenté en el capítulo sobre nutrición, cada vez que comemos, el cuerpo prioriza almacenar energía para utilizarla más adelante. Esto incluye el almacenamiento en forma de glucógeno y, si hay un excedente, en forma de grasa. Sin embargo, después de un tiempo sin ingerir alimentos, el cuerpo comienza a cambiar y pasa a utilizar esas reservas acumuladas como fuente de energía. Este cambio no ocurre de inmediato, suele tomar varias horas desde la última comida.

Ahora bien, si estamos comiendo en intervalos cortos durante todo el día y la noche, nunca damos tiempo al cuerpo para entrar a pleno en ese estado de utilización de reservas. Esto no significa que comer tarde sea malo en sí mismo, pero es importante considerar si lo hacemos por hambre real o por hábito o antojo. Al extender el tiempo entre la cena y la hora de dormir sin *snacks*, no solo damos a nuestro sistema digestivo un descanso, sino que también favorecemos el equilibrio entre estos procesos.

Así que si te preguntas por qué las dietas no siempre te funcionan, quizás es un tema de las horas a las que comes. Quizás estabas entrenando, contando calorías, restringiendo cierto tipo de alimentos y haciendo todo al pie de letra, pero ¿estabas respetando tu ciclo circadiano? Si cenas muy tarde en la noche o desayunas a horas distintas cada día, estás constantemente desfasando el ritmo natural de tu cuerpo.

Más adelante te daré estrategias específicas para sincronizar tu dieta con tu reloj interno.

LA ACTIVIDAD FÍSICA: ¡ES HORA DE MOVERTE!

Dicho de manera simple, cuando no estamos ni comiendo ni durmiendo, nos deberíamos estar moviendo. Nuestro metabolismo y nuestra fisiología evolucionaron de manera que nuestro cuerpo pueda estar en movimiento la mayor parte del día. Cuando estamos activos, hacemos uso de la mayoría de nuestros músculos, que constituyen casi la mitad de nuestro peso corporal. E incluso los músculos que se activan de manera involuntaria (como el corazón o aquellos involucrados en la digestión) tienen su propio ritmo circadiano y son más eficaces durante el día.

Cuando digo actividad física me refiero a cualquier forma de movimiento que tenga como resultado un gasto de energía. Aquí entra no solo la práctica de deportes organizados o de las actividades realizadas en un gimnasio, sino también tareas como limpiar, hacer jardinería, bailar, caminar, jugar con tu bebé, jugar con tu mascota, etc.

Cuando participamos en actividades que conllevan un gasto de energía, hacemos que tanto nuestros pulmones como nuestro corazón trabajen con un poco más para responder a la necesidad de distribuir oxígeno y nutrientes al cuerpo. Incluso, la ciencia ha demostrado que aquellos individuos que practican actividad física de manera regular tienen un ritmo circadiano más robusto, duermen mejor y tienen mayores niveles de energía durante el día. Es decir, ¡gozan de una muy buena salud! Más adelante te compartiré tips específicos para que logres moverte en los horarios adecuados, según tu ritmo circadiano.

Recuerda entonces que:

El ritmo circadiano regula la presencia de la melatonina, que está controlada principalmente por la luz.

La regularidad de los procesos metabólicos y fisiológicos dirige gran parte de nuestra salud. Así, los tiempos en los que comemos influyen en nuestros picos de glucosa en sangre y, por tanto, en la manera en que almacenamos y asimilamos los azúcares y grasas.

También podemos aprovechar el ritmo circadiano para optimizar los efectos de la actividad física, si entrenamos en horarios acordes a nuestro ritmo natural.

UN ESTILO DE VIDA CIRCADIANO, ¿CÓMO LOGRARLO?

Tenemos como costumbre hablar de un estilo de vida saludable en función de lo que comemos, en el tipo de actividad física que realizamos y en la cantidad de horas que dormimos. Sin embargo, es hora de cambiar este paradigma y empezar a preguntarnos no solo por lo que comemos sino cuándo lo comemos; no solo el tipo de actividad que realizamos, sino cuándo la realizamos; y no solo la cantidad de horas que dormimos sino en qué momento del día, o de la noche, lo hacemos.

Si vivimos sincronizados con nuestro reloj interno, estaremos logrando el balance necesario entre lo que nuestro cuerpo necesita y cuándo lo necesita, y lo que nosotros le damos y cuándo se lo damos. La meta es comer cuando nuestro cuerpo metaboliza mejor los alimentos, estar activos cuando nuestro cerebro y nuestro cuerpo están funcionando de manera óptima, y dormir lo suficiente para poder tener otro exitoso y productivo día al amanecer.

Pero antes de entrar en detalle de la receta para un estilo de vida más coherente con nuestro reloj interno, veamos primero qué tan sincronizado está nuestro estilo de vida actual con nuestro ritmo circadiano.

EVALUACIÓN DE NUESTRO RITMO CIRCADIANO ACTUAL.

Inspirada por el libro *"El código circadiano"*, escrito por Satchin Panda, PhD, te presento a continuación un pequeño quiz en el que verás una lista de síntomas. Debes simplemente contestar SI o NO en base a si sufres o no del síntoma en cuestión.

No existen respuestas buenas ni malas. De hecho, lo más importante es que seas honesta contigo misma para evaluar el estado de salud de tu ciclo circadiano.

Salud Física		
¿Te ha dicho tu doctor que sufres de sobrepeso?	SI	NO
¿Has sido diagnosticada con diabetes o prediabetes?	SI	NO
¿Tomas algún medicamento para enfermedades crónicas como enfermedades del corazón, hipertensión, colesterol, asma, insomnio o artritis?	SI	NO
¿Tomas alguna medicina de venta libre como analgésicos, medicina para alergias, pastillas para dormir o medicamentos para la acidez?	SI	NO
¿Tienes un ciclo menstrual irregular?	SI	NO
¿Sientes que tu libido ha disminuido?	SI	NO
¿Has sido diagnosticada con enfermedades relacionadas con inflamación crónica como esclerosis múltiple o una enfermedad intestinal inflamatoria?	SI	NO
¿Sufres de dolores lumbares con frecuencia?	SI	NO
¿Has sido diagnosticada con apnea del sueño?	SI	NO
¿Roncas?	SI	NO
¿Despiertas frecuentemente con congestión nasal?	SI	NO
¿Sufres de acidez, dolor abdominal o indigestión con frecuencia?	SI	NO
¿Te dan dolores de cabeza o migrañas con frecuencia?	SI	NO
¿Sientes que te arden los ojos al final del día?	SI	NO

LOS RITMOS CIRCADIANOS Y SU INFLUENCIA EN TU BIENESTAR

Salud Mental		
¿Consideras que sufres de ansiedad?	SI	NO
¿Te sientes con frecuencia triste o decaída?	SI	NO
¿Se te hace difícil concentrarte o sientes que tienes problemas de atención?	SI	NO
¿Tienes lagunas mentales con frecuencia?	SI	NO
¿Te pasa a menudo que pierdes objetos como las llaves del auto, las llaves de la casa, los lentes, el cable del teléfono, etc.?	SI	NO
¿Olvidas nombres y caras?	SI	NO
¿Dependes de listas de deberes, agendas y calendarios para recordar tus tareas?	SI	NO
¿Despiertas sintiéndote cansada?	SI	NO
¿Te sientes cansada en las tardes?	SI	NO
¿Has sido diagnosticada con estrés postraumático?	SI	NO
¿Has sido diagnosticada con déficit de atención?	SI	NO
¿Tienes antojos de ciertos tipos de alimentos?	SI	NO
¿Sientes que a veces pierdes el control frente a la comida?	SI	NO
¿Te han dicho que te irritas fácilmente?	SI	NO
¿Encuentras difícil tomar decisiones?	SI	NO

Estilo de Vida y Hábitos		
¿Das menos de 5 mil pasos al día?	SI	NO
¿Pasas menos de una hora afuera, bajo la luz solar, incluso si está nublado?	SI	NO
¿Realizas frecuentemente algún tipo de actividad física después de las 9 de la noche?	SI	NO
¿Tomas alcohol después de la cena?	SI	NO
¿Se te olvida tomar agua durante el día?	SI	NO
¿Tomas bebidas con cafeína después de las 3 p.m.?	SI	NO
¿Consumes chocolate o alimentos altos en carbohidratos y azúcar para mejorar tus niveles de energía?	SI	NO
¿Comes aunque no tengas hambre?	SI	NO
¿Consumes algún alimento o bebida (a excepción de agua) después de las 7 p.m.?	SI	NO
¿Duermes con alguna luz encendida?	SI	NO
¿Duermes menos de 7 horas?	SI	NO
¿Necesitas una alarma para despertar?	SI	NO
¿Sientes que debes dormir más los fines de semana?	SI	NO

Evaluación de tus resultados.

La mayoría de nosotros habremos respondido **SI** a algunas de las preguntas presentadas en el quiz. Es común, aunque no del todo normal. Seguramente sientes que se trata de aspectos banales o de poca importancia, ya que es un lugar común entre tus amigos y colegas del trabajo, pero te recuerdo: el hecho que sea común no implica que sea lo óptimo.

En las secciones de salud mental y física, la mayoría habrá respondido **SI** a una o dos preguntas, tener tres o más respuestas afirmativas es una indicación de que quizás tus ritmos circadianos no están trabajando de la manera más adecuada. En la sección de estilo de vida y hábitos, solo un **SI** es un indicador de una posible perturbación a tu reloj interno.

LA RECETA CIRCADIANA PARA DORMIR MEJOR.

Lo primero que tenemos que saber es lo siguiente: **cuándo** y **cómo** nos despertamos es uno de los momentos más importantes del día. Ese primer rayo de luz que entra por tus ojos que activa las células que contienen melanopsina y es el responsable de indicarle a tu NSQ que el día acaba de comenzar.

Mi recomendación es siempre tratar de tomar un poco de sol lo más rápido que puedas después de despertar. Esto puede ser asomarte a la ventana unos minutos o salir al balcón. De hecho, cuando se trata de dormir mejor durante la noche es importante que la luz del sol llegue a los ojos al despertar, ya que esto pone en marcha nuestro reloj biológico y es algo que funciona incluso cuando está nublado.

El neurocientífico americano Andrew Huberman, lo explica de la siguiente manera: Si la luz del sol llega a tus ojos poco después de que te despiertes, activa un circuito neuronal que controla el ritmo de las hormonas cortisol y melatonina, que afectan al sueño. No importa si eres un noctámbulo o madrugador, lo importante es tomar el sol durante al menos unos minutos poco después de salir de la cama.

Pero no hagas trampa: la luz artificial, incluida la de las pantallas de los teléfonos, televisores u ordenadores, no es igual de beneficiosa que la luz solar y no tendrá el mismo efecto. Así que procura cada mañana salir o al menos asomarte a la ventana y recibir un poco de luz solar.

Durante el día, procura pasar tiempo al aire libre y exponerte a la luz solar, incluso en días nublados. Estudios han demostrado que esta exposición no solo mejora tu estado de ánimo, sino que también contribuye a regular tu sueño nocturno. Por ejemplo, podrías aprovechar tu pausa para almorzar para dar un paseo corto al aire libre o trabajar cerca de una ventana donde entre luz natural. Estos pequeños cambios pueden tener un impacto notable en tu energía y descanso.

La luz como aliada del sueño.

Algunos consejos prácticos y sencillos son:

1. Apagar las luces después de las 10 de la noche y mantener las luces superiores tenues.

2. Utilizar la luz ámbar en lugar de la azul y poner las lámparas físicamente bajas en la habitación.

3. Evitar revisar el teléfono en mitad de la noche. Los relojes internos son muy sensibles por la noche y la luz indica al cuerpo que todavía es de día, lo que puede alterar el sueño durante varios días. Es como el *jet lag*: si estás mirando tu teléfono a la 1 de la madrugada, bien podrías haber volado a Abu Dhabi.

4. Por último, aunque la luz solar de la mañana es clave, el Dr. Huberman señala que ayuda recibir algo de luz solar a última hora de la tarde o por la noche. Esto es debido a que la luz vespertina ayuda a anclar nuestros relojes y fomenta el nivel correcto de melatonina, la hormona que induce el sueño.

LOS RITMOS CIRCADIANOS Y SU INFLUENCIA EN TU BIENESTAR

¿Cómo sincronizar tu dieta con tu reloj interno?

Así como el primer rayo de luz que entra por tus ojos sincroniza tu reloj interno con la luz, de la misma manera el primer bocado del día señala el inicio de la jornada para el resto de los relojes internos de nuestro cuerpo. Como te mencioné unas páginas atrás, **cuándo** comemos tendrá más impacto en nuestra salud a largo plazo, que **la cantidad** o el número de calorías que consumimos.

La ciencia de la nutrición se ha basado en dos experimentos: el primero es la noción de la restricción calórica, lo cual significa que si comemos menos perderemos peso y estaremos más saludables. Esta teoría tuvo su auge a principios del siglo 20 y desde ese momento no hemos parado de contar el número de calorías que consumimos.

El segundo experimento apoya la noción de una dieta balanceada, y dice que una dieta rica en los tres macronutrientes (carbohidratos, proteínas y grasas) y baja en azúcar, compuesta de alimentos de calidad y de alto nivel nutritivo, es de suma importancia a la hora de estar saludables. Bajo este enfoque, comenzamos entonces a privilegiar unos alimentos sobre otros, y etiquetar algunos como malos y otros como buenos.

Pero ¿qué pasaría si en lugar de fijarnos en **cuánto** comer (número de calorías) o **qué** comer (alimentos malos o buenos), nos fijamos también en **cuándo** comer? Te hablé antes sobre mis clientes a quienes se les hace difícil no comerse ese *snack* después de cenar y te comenté también la manera en la cuerpo está quemando o creando grasa, de acuerdo a tus horarios de comida. Aquí te quiero dar evidencia científica sobre la importancia de hacer un horario óptimo para la ingesta de alimentos.

En el 2012 se hizo un experimento con ratones genéticamente idénticos divididos en dos grupos. Ambos grupos comerían lo mismo (comida de baja calidad, alta en grasas y en cantidades ilimitadas) pero el segundo grupo estaría restringido a comer en un período de ocho horas. Los resultados fueron sorprendentes: luego de doce semanas los ratones del segundo grupo parecían ser inmunes a enfermedades que veríamos con una dieta de baja calidad: no ganaron peso y tenían niveles de azúcar en sangre y niveles de colesterol normales. La conclusión de los científicos es que tener una ventana restringida de tiempo para comer durante el día (ocho horas en este caso) le dio al sistema digestivo de los ratones el tiempo necesario para hacer sus tareas de manera ininterrumpida –sin recibir nuevos alimentos–, y para repararse y promover el crecimiento de microbiota intestinal saludable. Igualmente, concluyeron que la clave radicó en el hecho de que estas ocho horas coincidían con el reloj circadiano natural de los ratones, y fue por esto que no hubo aumento de peso ni problemas de salud.

Experimentos similares se hicieron en humanos y se demostró que la gente que come durante una ventana de tiempo determinada y no come luego de la puesta del sol, pierde una cantidad importante de peso. Es decir que **cuándo** comemos es más importante que **lo** que comemos.

Volviendo al tema de cómo nuestro cuerpo quema o almacena grasa, debo agregar que nuestro cuerpo entra en un estado de quema de grasa entre 6 y 8 horas (aproximadamente) luego de haber terminado la última comida. Luego de 12 horas de ayuno, la quema de grasa es aún mayor. Para sacarle provecho a esto, podemos comenzar por establecer una ventana de 12 horas de ayuno y 12 horas de ingesta por un periodo de 1 a 2 semanas y luego hacer la ventana de ingesta más pequeña, hasta llegar a una ventana de entre 8 y 11 horas. Es lo que quizás has visto en redes como ayuno intermitente, pero yo prefiero llamarlo una alimentación acorde a nuestro ritmo natural, en donde la idea no es contar calorías sino ser disciplinados con nuestro horario de comidas.

Entonces el objetivo es tomar la información que te di en el segundo capítulo para escoger alimentos que ayudan a nuestro cuerpo a funcionar de manera óptima y combinarla con los siguientes tips para comer de acuerdo a tu ritmo y alinear tu horario de comidas con tu reloj circadiano.

1. Escoge una hora para romper el ayuno (el *des-ayuno*).

2. Trata de que tu primera comida sea rica en proteína, fibra y grasas saludables, con un poco de carbohidratos complejos. Por ejemplo: yogur griego con almendras y una porción de fruta.

3. Trata de ser constante y de desayunar siempre a la misma hora del día.

4. Suma 12 horas a tu hora de desayuno, y esa será tu última comida del día. Tu cena debería hacerse al menos 2 o 3 horas antes de dormir.

5. Generalmente, la eficiencia de nuestro cuerpo para manejar los niveles de azúcar en sangre es menor en la noche, así que trata de no consumir muchos carbohidratos simples a esta hora. Esto es debido a que a medida que disminuye la luz solar, aumenta la secreción de melatonina, la cual tiene un impacto no solo en nuestra somnolencia, sino también en nuestro páncreas, que produce menos insulina y, por ende, es menor la cantidad de glucosa que puede absorber de nuestra sangre.

6. Entre tu desayuno y tu cena, come cuando tengas hambre. Escucha a tu cuerpo y si quieres comer *snacks* o meriendas, hazlo, pero tratando de que sean alimentos saludables y bajos en azúcar.

7. Una vez terminada la cena no ingieras más alimentos, salvo agua o té sin cafeína. A esta hora empieza formalmente tu ventana de ayuno. Recuerda que, si comes, estarás reiniciando

los relojes internos de tu hígado y tu intestino, y estarás despertando a tu sistema digestivo cuando en realidad necesita estar en reposo para reparar tejidos y llevar a cabo múltiples procesos.

8. Evalúa cómo te sientes y trata de reducir la ventana de ingesta de alimentos hasta llegar a unas 10 horas o incluso 8 horas.

Cuando comes de manera aleatoria durante el día y la noche, el cuerpo se queda en estado de creación de tejido adiposo (grasa) todo el tiempo. Al mismo tiempo, la glucosa derivada de la ingesta de carbohidratos inunda nuestra sangre y el hígado se vuelve ineficiente a la hora de absorber glucosa. Si esto se prolonga por varios días podemos alcanzar un estado de prediabetes o diabetes.

— SATCHIN PANDA, PHD

LA ACTIVIDAD FÍSICA EN UN ESTILO DE VIDA CIRCADIANO.

Por último, pero no menos importante, el tercer factor para un buen estado de salud: la actividad física. Las investigaciones demuestran que es nuestro reloj biológico el que señala cuál es el momento idóneo para entrenar. Si lo recuerdas, ya te comenté en el tercer capítulo que movernos desarrolla nuestro tono muscular, nuestra fuerza, la salud de nuestros huesos y articulaciones, nuestra coordinación, nuestra salud cardiovascular, el metabolismo y el funcionamiento de nuestro cerebro. Además, ejercitarse tiene un efecto sobre nuestra salud circadiana, ya que nos ayuda a dormir mejor y a tener más altos niveles de energía durante el día. Sin duda, es una de las medicinas más valiosas que tenemos a mano.

¿Entrenar por la mañana o por la tarde?

Al igual que tú, tus músculos están más despiertos y son más eficientes durante las horas de luz solar. Esto coincide con una investigación realizada en el 2014 que concluye que la luz solar eleva la actividad metabólica del organismo, volviéndonos más capaces de rendir al máximo durante esas horas de luz solar.

Yo, por ejemplo, prefiero entrenar por la mañana para evitar saltarme un entrenamiento debido al cansancio, falta de tiempo o algún imprevisto. Además, siento que estoy más activa durante el día, de mejor humor y me ayuda a controlar el apetito. Esta percepción personal se alinea con estudios que indican que el ejercicio regular ayuda a la energía diaria y la calidad del sueño nocturno. Asimismo, la actividad física estimula la producción de nuevas células en el cerebro y su capacidad para establecer conexiones neuronales, promoviendo el aprendizaje y la memoria.

Por otro lado, algunos estudios han demostrado que es preferible entrenar por la tarde, sobre todo si se trata de entrenamientos en donde se trabaja la resistencia muscular y se tiene como objetivo la hipertrofia, por ejemplo: levantar pesas, hacer entrenamientos intensos por intervalos o una clase de spinning. Existen numerosos estudios que han demostrado que la coordinación motora, la fuerza y la capacidad de los músculos para absorber y utilizar nutrientes es más apreciable en horas de la tarde.

Del mismo modo, como la actividad física reduce el apetito, si entrenas por la tarde quizás comas menos a la hora de la cena y, además, estarías promoviendo la reducción de azúcar en sangre a través del ejercicio y sin depender de la insulina. Te pregunto, si tuvieras flexibilidad de horario, ¿en qué momento del día preferirías entrenar?

Sé que a veces no hay opción sino hacer ejercicio en la noche, y mi recomendación es: hazlo, ¡es preferible eso que nada! Lo único que te diré es que, si tu única opción es entrenar después de la cena, entonces lo mejor es que sea una actividad de intensidad moderada como una caminata, ya que de lo contrario correrás el riesgo de aumentar tus niveles de cortisol a niveles parecidos a los de horas de la mañana y retrasarás la producción de melatonina. También, si es posible, y sea cual sea la actividad que decidas realizar, trata de que sea en un lugar donde la iluminación no sea muy intensa, para no confundir a tu reloj interno.

¡Muévete!

No importa la hora del día, siempre que estés despierto, asegúrate de estar sentado solo si es necesario. Recuerda que cuando estamos sentados gastamos muy poca energía y no hacemos uso de nuestros músculos, perdemos masa muscular y aumentamos el tejido adiposo.

Ningún experto en ritmos circadianos podrá determinar el momento perfecto para la práctica del ejercicio. Cada persona tiene su reloj biológico. **Encuentra tu momento del día, ese que te ayuda a hacer del entrenamiento o práctica de ejercicio una parte de ti, un hábito diario en tu vida.** Eso es más importante que la hora del entrenamiento.

Ya para cerrar este capítulo, quiero hacer énfasis en el hecho de que alinear nuestros ritmos circadianos –el sueño, la nutrición y la actividad física– es una base esencial para nuestra salud. Este equilibrio interno no solo regula funciones como la energía diaria o el metabolismo, sino que influye en nuestra estabilidad emocional, en cómo enfrentamos el estrés, y hasta en cómo percibimos la vida día a día. Estos ritmos actúan como una melodía interna que nos guía, y cuando cada aspecto está en armonía, experimentamos un bienestar profundo que se manifiesta tanto en nuestro cuerpo como en nuestra mente. Sin embargo, aunque sincronizar estos ritmos físicos es esencial, no es suficiente.

Para lograr un cambio real y sostenible, necesitamos entrenar también nuestra mente. Aquí es donde entra el concepto de *henko*, el cambio profundo y sin retorno, una transformación en cómo percibimos y vivimos nuestra realidad. Esta filosofía es un llamado a evolucionar desde adentro, a no solo ajustar aspectos físicos sino a generar un cambio de identidad, que sea una verdadera transformación en nuestra manera de pensar, de actuar y de ser. Mi objetivo es que te conviertas en una nueva persona, que se ama y que por eso se cuida, come bien y se mantiene activa.

En el próximo capítulo, hablaremos de esta idea más a fondo: cómo la mente es fundamental para esa identidad que estamos construyendo. Nos adentraremos en cómo podemos cultivar una mentalidad resiliente y orientada al crecimiento, tomando inspiración de la filosofía estoica y otras herramientas prácticas para fortalecer la mente. Porque al final, un cambio genuino en nuestro bienestar requiere más que una rutina de autocuidado físico; requiere una evolución completa, una transformación consciente y definitiva en nuestro ser.

REFLEXIONA Y APLICA

¿En qué momento del día sientes que tienes más energía y concentración? ¿Cuándo notas que tu cuerpo empieza a sentirse cansado? Observa estos momentos y piensa en cómo podrías ajustar tu rutina para alinearla mejor con estos picos y caídas de energía naturales.

Ejemplo práctico: intenta exponerte a la luz natural en la mañana durante al menos 10-15 minutos, idealmente en las primeras horas del día. Esto puede ayudarte a regular tu reloj interno y tus niveles de energía. Evita las pantallas y luces brillantes al menos una hora antes de dormir para que tu cuerpo reconozca que es momento de descansar.

6
TU MENTE TAMBIÉN SE ENTRENA

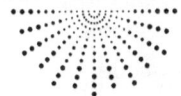

> *Una es más auténtica cuánto más se parece a lo que ha soñado de sí misma.*
>
> — LA AGRADO EN LA PELÍCULA *TODO SOBRE MI MADRE* (1999, PEDRO ALMODÓVAR).

A veces, el cuerpo nos da un alto, un freno inesperado que nos obliga a enfrentarnos con nuestra vulnerabilidad. En 2021, ese fue mi caso. Una fractura de hombro me dejó fuera de combate de un día para otro. No podía entrenar, apenas podía caminar, y el dolor era constante y paralizante. Sentía que el suelo desaparecía bajo mis pies. Ya no era la chica activa que entrenaba a diario y que encontraba su felicidad en moverse. De pronto, sentí que había perdido una parte esencial de mi identidad. Esa imagen que tenía de mí misma tan ligada a la actividad física se desmoronó y me quedé con una pregunta aterradora: ¿quién soy si no puedo hacer lo que siempre he hecho?

La falta de actividad física me obligó a enfrentar viejos temores y heridas que creía haber superado. Volvieron las dudas sobre mi cuerpo, el pánico a engordar, y con ellas, una recaída en los hábitos que tanto esfuerzo me había costado dejar atrás. Volví a contar calorías compulsivamente y a estar atrapada en un ciclo de pensamientos obsesivos sobre la comida, el peso y la falta de control. Fue como si el trabajo de años desapareciera en cuestión de semanas. Este no fue solo un momento difícil, fue un abismo emocional, un enfrentamiento con mis inseguridades más profundas. Entonces decidí tomar una nueva dirección: empecé a leer y a escuchar podcasts sobre la filosofía estoica. Sus enseñanzas me ayudaron a entender que la verdadera felicidad no depende de lo que tienes, sino de cómo eliges vivir y de cómo reaccionas a lo que te sucede.

Sin embargo, no fue hasta que busqué ayuda profesional que entendí la magnitud de lo que estaba viviendo. Retomé la terapia, en la que una vez trabajé mi relación con la comida, con mi cuerpo y conmigo misma. Fui diagnosticada con depresión y me recetaron antidepresivos. Admitir que necesitaba medicación fue un paso difícil, porque me sentía como si estuviera fallando al no poder manejarlo por mí misma. Y no es que no lo intentara: ya estaba meditando, salía a correr (a duras penas), comía saludable y dormía lo mejor que podía. Pero esos esfuerzos no eran suficientes. Aprendí que los antidepresivos no son un símbolo de debilidad, sino una herramienta que puede ayudarnos a recuperar el equilibrio cuando nuestra mente necesita un apoyo químico para funcionar correctamente.

Dos semanas después de empezar el tratamiento, tuve una señal de que algo estaba cambiando en mí. Alguien me preguntó qué había almorzado ese día, y no lo recordaba. Para cualquiera, esto podría parecer insignificante, pero para mí fue un alivio inmenso. Durante años, había estado obsesionada con cada detalle de lo que comía, cada caloría y cada gramo. No recordar mi almuerzo significaba que, por primera vez en mucho tiempo, mi mente no estaba atrapada en ese ciclo de control y preocupación. Era un pequeño indicio de que estaba soltando la carga mental que me había acompañado por tanto tiempo.

Ese fue un punto de inflexión: comprendí que la verdadera salud no es solo física. A veces, cuando el cuerpo nos detiene, es la mente la que necesita tomar el protagonismo. Fue en ese momento que decidí buscar una salida distinta. Sabía que, debido a mi fractura, no podía hacer mucho por mi cuerpo, pero sí podía trabajar mi mente. Así fue como seguí profundizando mis lecturas sobre filosofía estoica, lo que me ofreció herramientas para aceptar aquello que estaba fuera de mi control y, sobre todo, fortalecerme desde dentro. Me aferré a sus principios, que enseñan a soltar lo que no podemos cambiar y a cultivar resiliencia, paciencia y calma.

Esta experiencia marcó un cambio profundo y sin retorno, ese *henko* del que ya te he hablado, la transformación sin vuelta atrás. Aprendí que mi bienestar no podía depender solo de mi estado físico, debía ser algo más profundo, un cambio de identidad que me sostuviera incluso cuando las circunstancias externas se desmoronaron.

Por eso decidí escribir este capítulo, para ayudarte a fortalecer tu mente para que sea una aliada en tu camino hacia la salud y el bienestar. Porque si bien el cuerpo necesita disciplina y cuidado, es la mente la que sostiene cualquier cambio de manera real y duradera. Espero que luego de este capítulo estés dispuesta a cuestionar creencias, a sanar heridas, y, sobre todo, dejar de pelear con tu mente.

¿CÓMO MEDIR NUESTRA SALUD MENTAL?

Cuando pensamos en nuestra salud física los parámetros para medir el progreso son concretos y accesibles: podemos observar los cambios en la circunferencia de nuestra cintura, el peso, un cambio de talla de la ropa que usamos, el tiempo que aguantamos haciendo determinados ejercicios, o incluso el peso que levantamos cuando hacemos entrenamientos de fuerza. Los números y medidas nos ofrecen una guía objetiva sobre cómo avanzamos. Sin embargo, cuando hablamos de salud mental, esos parámetros no son tan claros. No hay un peso que indique qué tan liviana o pesada se siente nuestra mente, ni una cinta métrica que pueda capturar cuán equilibradas están nuestras emociones.

Entonces, ¿cómo podemos saber qué tan bien estamos a nivel mental? Una de las formas más efectivas es a través de la auto observación, prestando atención a nuestros pensamientos y haciéndonos preguntas sinceras que nos permitan verificar nuestro estado emocional. No se trata de una evaluación perfecta ni exacta, pero puede ayudarnos a sintonizar con nuestro bienestar interno.

ALGUNAS PREGUNTAS QUE TE PUEDEN AYUDAR A EVALUAR TU SALUD MENTAL SON:

¿CÓMO ESTOY REALMENTE? ES IMPORTANTE RESPONDER SIN APUROS Y CON HONESTIDAD.

¿QUÉ ESTOY SINTIENDO EN ESTE MOMENTO? IDENTIFICAR NUESTRAS EMOCIONES NOS AYUDA A ENTENDER EL PORQUÉ DE NUESTRA ENERGÍA O DESMOTIVACIÓN.

¿QUÉ PENSAMIENTOS PREDOMINAN EN MI MENTE ÚLTIMAMENTE? DARNOS CUENTA DE SI SON POSITIVOS, NEGATIVOS O NEUTRALES.

¿QUÉ TAN SATISFECHA ME SIENTO CON MI VIDA?
¿CÓMO REACCIONO A LOS DESAFÍOS? ¿CON CALMA, FRUSTRACIÓN O ANSIEDAD?

¿SIENTO QUE TENGO CONTROL SOBRE MIS EMOCIONES Y DECISIONES?

Responder a estas preguntas no es un diagnóstico, pero sí es un ejercicio de autoconciencia que nos permite sintonizar con nuestra mente y detectar posibles desequilibrios. De hecho, te pido que te tomes unos minutos y las respondas ahora mismo. Si es por escrito mejor, pero si no, al menos cierra los ojos y medita sobre esto.

Escuchar nuestros pensamientos, notar nuestras emociones, y cuestionarnos cómo estamos es el primer paso hacia un bienestar mental más sólido y una salud mental atendida.

Algo que aprendí es que las historias que nos contamos a nosotros mismos tienen un poder inmenso: pueden llegar a convertirse en realidad. Durante la fractura de mi hombro, me sentí profundamente vulnerable, y mi mente se llenó de pensamientos que no visitaba hace años: inseguridades, miedos, dudas. Fue como si viejas heridas emocionales encontraran una grieta por donde colarse.

Ya te hablé de cómo desde temprana edad he lidiado con desafíos de salud mental: baja autoestima, conductas obsesivas en torno a la comida y el ejercicio, y un trastorno alimenticio. Eso formó parte de mi historia, y aunque creí que ya lo había superado, entendí que la vulnerabilidad física puede reactivar viejos patrones emocionales si no estamos atentos.

Reconocer esto me permitió asumir un rol más consciente en mi propio proceso. Me hizo ver que, incluso aplicando los consejos que comparto en este libro, si la mente no está bien, seguimos siendo susceptibles a caer en viejos patrones, en el desánimo, en la autoexigencia extrema, o incluso en la desconexión con nosotras mismas.

El cuerpo puede estar haciendo todo bien desde fuera, pero si la mente está herida, confundida o sobrecargada, tarde o temprano lo sentimos: en las emociones, en los hábitos, en la forma en que nos tratamos. Por eso, cuidar la salud mental no es un extra, es parte esencial del camino hacia el bienestar real y sostenible.

Durante este proceso también busqué información confiable que pudiera ayudarme a entender mejor el funcionamiento de la mente y la felicidad. Tomé el curso *"The Science of Well-Being"* ofrecido en línea por la Universidad de Yale, que me proporcionó herramientas basadas en evidencia científica para cultivar hábitos mentales más sanos, enfocados en la resiliencia y la satisfacción personal. Esto se sumó a la filosofía estoica que había estado explorando, dándome recursos adicionales para moldear mi perspectiva y desafiar pensamientos negativos.

Podría decir que uno de los parámetros del bienestar mental es justamente esto: entender que aquello que dibujas en tu mente tiene el potencial de hacerse realidad. En lo que te enfocas, se expande, como dice Tony Robbins. Este dominio de tu propia narrativa no solo fortalece tu resiliencia, sino que te permite desarrollar una relación más saludable contigo misma, ayudándote a avanzar en lugar de quedarte atrapada en historias que te limitan.

 Cuando creamos un nuevo destino en nuestra mente, creamos un nuevo futuro en nuestra vida.

— JOE DISPENZA

LA SALUD MENTAL Y LA NOCIÓN DE SER FELIZ.

Tómate unos minutos para reflexionar sobre lo que realmente quieres conseguir. Si te pregunto qué te hará feliz o qué te falta para que te sientas satisfecha, ¿qué es lo primero que se te viene a la mente? Para mí, durante gran parte de mi vida adulta, la respuesta era clara: ser flaca, ser bonita, pesar X kilos. Para ti, quizás sea algo diferente: un carro nuevo, una relación, un ascenso en el trabajo, más dinero. Pero déjame decirte algo: la felicidad que sientes al conseguir estas cosas no dura tanto como crees. De hecho, los estudios sugieren que esa sensación puede desaparecer en cuestión de días. ¿Y entonces?

Esto tiene un nombre: **adaptación hedónica**. Es un fenómeno que los científicos describen como nuestra tendencia a volver rápido a un nivel base de felicidad, incluso después de alcanzar algo que creíamos que nos haría completamente felices. En otras palabras, obtener ese carro, esa pareja o ese trabajo nuevo puede darte un subidón temporal, pero tarde o temprano volverás a sentirte como antes, buscando de nuevo eso que crees que te hará feliz: otro carro, otra relación, otro objetivo.

Aquí es donde la filosofía estoica tiene mucho que enseñarnos. Los estoicos, como Séneca, Epicteto y Marco Aurelio, creían que la felicidad verdadera no depende de elementos externos, sino de nuestra capacidad para vivir de acuerdo con nuestros valores y encontrar paz en nuestra mente. Según ellos, deberíamos centrar nuestra energía en aquello que podemos controlar –nuestros pensamientos, nuestras acciones, nuestra perspectiva– y soltar lo que está fuera de nuestro alcance, como la aprobación de los demás o los bienes materiales. En otras palabras, la felicidad está en cómo respondemos a la vida, no en lo que poseemos, ni en cómo nos vemos.

El mensaje que quiero transmitirte es este: cuando te encuentres persiguiendo la felicidad en cosas externas, detente un momento, respira y mira hacia adentro. La verdadera felicidad no se encuentra acumulando objetos o alcanzando metas superficiales, está en la conexión contigo misma y en las experiencias que nutren tu alma. La felicidad auténtica se siente en momentos como viajar y descubrir lugares nuevos, caminar en la naturaleza, o simplemente ver el mar y sentir su inmensidad. Se encuentra en metas importantes, como superar un examen difícil, encontrar tu propósito de vida, o ayudar a alguien en un momento de necesidad.

Este tipo de felicidad es más profunda y menos propensa a desvanecerse rápidamente por la adaptación hedónica. Se construye con nuevas metas, experiencias significativas y actividades que le dan sentido a la vida. Practicar el *mindfulness* y la gratitud también son formas de cultivar esta felicidad duradera.

La felicidad, en su forma más auténtica, debería ser algo profundo y permanente, una parte esencial de tu identidad. En lugar de estar feliz de vez en cuando, el objetivo es ser feliz. Ser feliz significa que, incluso cuando enfrentas un momento difícil, sigues siendo una persona feliz que, en ese momento, atraviesa una situación desafiante. Como dirían los estoicos, no es lo que nos sucede lo que define nuestra vida, sino cómo elegimos interpretarlo y reaccionar. ¿Ves la diferencia? La felicidad no debería ser un estado pasajero, sino algo profundo y permanente, un estado que forme parte de nuestra identidad. La idea es ser personas felices con altibajos, no depender de las circunstancias externas para sentirnos plenos.

SÉ RESPONSABLE DE TU FELICIDAD.

Espero que esté un poquito más claro que buscar la felicidad es una tarea endógena, que viene de adentro, y no algo que viene de agentes externos. Una vez entendido esto, es hora de que sepas que tú eres jefa de tus sentimientos y emociones y que solo tú puedes controlar cómo reaccionar ante los estímulos externos y ante las situaciones que se te presenten en la vida.

Si eres lo suficientemente valiente como para darte cuenta de que la fuente de tu enfado, tristeza o desesperación no es externa, sino que está dentro de ti, podrás ver también que la realidad es neutra. Lo que no es neutro es la interpretación subjetiva y distorsionada que hacemos constantemente de la realidad. Por eso se dice que **lo que sucede es lo que es y lo que hacemos con ello es lo que somos.**

— BORJA VILLASECA

¿Has oído sobre Víctor Frankl? Fue un neurólogo, psiquiatra y filósofo austríaco que sobrevivió al holocausto durante la Segunda Guerra Mundial. Fue el autor del libro *"El hombre en busca del sentido"*, el cual escribió en nueve días en el año 1946. Allí, describe su experiencia como prisionero en los campos de concentración nazis y describe cómo sobrevivió gracias a haber encontrado sentido y significado para su vida, lo cual lo armó de voluntad para afrontar la vida en lo que sin duda fueron terribles circunstancias.

Luego fundaría una nueva escuela de terapia existencialista llamada Logoterapia, basada en la premisa de que el motivador principal en la vida del ser humano es la voluntad del sentido, o, dicho de otra manera, encontrarle sentido a aquellas situaciones que obligan al hombre a enfrentarse consigo mismo. Siendo prisionero, pudo constatar que las personas que tenían esperanzas de reunirse con seres queridos o que poseían proyectos a largo plazo, o aquellos que tenían una gran fe, parecían tener mejores oportunidades que los que habían perdido la esperanza.

Una de sus metáforas favoritas es el vacío existencial y sugiere que uno de los signos más visibles de vacío existencial en nuestra sociedad es el aburrimiento. Puntualiza en cómo las personas con frecuencia, cuando al fin tienen tiempo de hacer lo que quieren, parecen no querer hacer nada e intentan llenar sus vacíos existenciales con cosas que, aunque producen algo de satisfacción, también esperan que sean la fuente de su felicidad. Cosas que conducen al fenómeno de la adaptación hedónica, que ya discutimos unos párrafos más arriba.

Se da también el caso de querer llenar la vida con placer, comiendo y bebiendo más de lo que se requiere, teniendo sexo promiscuo, y con comportamientos neuróticos como obsesiones con gérmenes y limpieza o con una obsesión guiada por el miedo hacia un objeto determinado. La cualidad que define a estos círculos viciosos es que, no importa lo que se haga, nunca será suficiente.

Frankl plantea que existen tres maneras fundamentales de darle sentido a nuestra vida: a través del trabajo, del amor y del sufrimiento. El trabajo, en el sentido más profundo, no se trata solo de tareas diarias, sino de cualquier actividad en la que sentimos que aportamos algo valioso al mundo o desarrollamos nuestro potencial personal. Este sentido de propósito y logro nos conecta con algo más grande que nosotros mismos.

El amor, por otro lado, nos permite encontrar sentido en nuestras relaciones y en el cuidado hacia los demás; y en cuanto al sufrimiento, Frankl argumenta que, cuando enfrentamos el sufrimiento con una actitud de resiliencia y aceptación, podemos encontrar un propósito incluso en las situaciones más adversas. En lugar de dejarnos vencer por el dolor, aprendemos a verlo como una oportunidad para crecer, descubrir nuevas fortalezas y profundizar nuestra comprensión de la vida.

Una historia más reciente que también refleja esta búsqueda de sentido en medio del sufrimiento es la del uruguayo Eduardo Strauch, uno de los sobrevivientes del accidente aéreo de los Andes en 1972. Pasó 72 días atrapado en la cordillera, en condiciones extremas, junto a otros jóvenes que, como él, enfrentaron el frío, el hambre y la incertidumbre total.

Lo escuché en un podcast decir una frase que me conmovió profundamente: *"Fue el amor lo que me mantuvo con vida."* El amor por su familia, el deseo de volver a verlos, de abrazarlos otra vez. Ese deseo fue su ancla, su motivo, su combustible.

Al igual que Frankl, Strauch encontró sentido en medio del caos. No solo sobrevivió, sino que transformó aquella experiencia en una fuente de aprendizaje profundo, desde la cual hoy habla sobre el poder de la conexión humana, el silencio interior, y la importancia de estar presente.

Ambos, Frankl y Strauch, nos muestran que el ser humano, incluso en las circunstancias más extremas, puede elegir cómo enfrentarlas. Ese es el mayor acto de estoicismo y resiliencia: encontrar sentido, incluso en el dolor. Y a veces, ese sentido se llama amor.

Pon toda tu atención en el camino, y no en el punto de llegada.

Ya hemos establecido que uno de los grandes impulsos para ser felices es perseguir metas que nos llenen y le den sentido a nuestra vida. Pero ¿qué pasa si en lugar de disfrutar la aventura que implica el proceso, nos obsesionamos solo con alcanzar el resultado? Sería como ir de viaje solo por llegar al destino, sin disfrutar de las vistas, las paradas y los momentos inesperados del camino.

Es un error común y podemos hacer algo para evitarlo. ¿Qué tal si redefinimos nuestro foco? En lugar de centrarte únicamente en la meta, enfócate en la persona en la que te estás convirtiendo mientras la persigues. Así, el viaje se vuelve tan importante como el destino, y cada etapa te aporta algo. Al final, lograr esa meta te transforma porque el camino recorrido, los aprendizajes, y los desafíos superados te convierten en una versión diferente, mejorada, de ti misma. Dicho de otra forma, no se trata solo de lo que consigues, sino de en quién te conviertes en el proceso de conseguirlo.

Pensemos, por ejemplo, en una meta de salud: perder peso. Digamos que te propones bajar una cantidad específica de kilos en un determinado número de meses. Para alcanzar esta meta empiezas a hacer cambios significativos en tu vida: ajustas tu alimentación, te comprometes a entrenar con regularidad, y creas hábitos más conscientes. Quizás incluso te vuelvas más organizada para planificar tus comidas, hacer las compras, y sacar tiempo para el gimnasio. También descubres que dormir lo suficiente y beber más agua son claves para sentirte mejor.

Después de unos meses, puede que hayas perdido peso, pero eso es solo parte de lo que has logrado. Lo más valioso es que ahora eres alguien con más disciplina, una rutina más saludable, y una relación diferente con tu cuerpo y tus prioridades. En definitiva, la persona que termina alcanzando la meta no es la misma que empezó. Habrás logrado un cambio de identidad. Así que disfruta cada etapa, porque ahí es donde ocurre la verdadera evolución.

Por eso creo firmemente que la vida no se trata de encontrarte, sino de CREARTE. De tener la intención clara de quien quieres ser, de participar en la vida sabiendo el tipo de persona en que deseas convertirte y de aprender lo necesario para llegar a serlo. ¿Te has preguntado qué áreas de tu vida necesitas trabajar para convertirte en tu mejor versión? ¿Qué pequeños cambios podrías hacer hoy mismo para acercarte un poco más a vivir al máximo de tu potencial?

Tómate un momento para reflexionar sobre esto. Escríbelo. Y recuerda siempre: el éxito no es una meta, es un viaje lleno de altibajos. Conviértete en esa persona que no permite que los momentos difíciles le impidan seguir avanzando hacia sus sueños.

Venimos a este mundo con un equipaje lleno de alegrías y penas, dificultades y regalos, amigos y enemigos. También traemos una sabiduría innata que, con el tiempo, muchas veces olvidamos. La vida y los condicionamientos sociales pueden hacernos creer que somos solo un resumen de nuestras funciones, éxitos y fracasos, opiniones, problemas o apariencia. Pero somos mucho más que eso.

Es hora de recordar quiénes somos realmente. Es el momento de convertirte en la protagonista de tu historia. De diseñar una vida que te emocione vivir y soñar un futuro tan grande que te inspire cada mañana. Tú escribes tu propio guion, así que haz de él una obra maestra.

Transformarnos es aprender:

- a enfrentar nuestros miedos,
- a resolver los problemas con serenidad,
- a alimentar nuestra mente con pensamientos positivos y gestionar los negativos,
- a creer que cualquier objetivo es alcanzable si lo deseamos,
- a entender que no podemos controlar lo que sucede, pero sí cómo reaccionamos,
- a amarnos incondicionalmente, con nuestras luces y nuestras sombras.

¿Suena complicado? Quizás. Pero nadie alcanza grandes logros sin enfrentar desafíos. La diferencia entre quienes triunfan y quienes fracasan radica en el compromiso de mantenerse en el camino, sin importar cuán arduo sea.

Una frase que siempre me gusta compartir en mis conferencias es esta de James Clear, autor de *Hábitos atómicos*:

 Cada acción que tomas es un voto hacia la persona en la que quieres convertirte.

Porque cada pequeña acción cuenta, cada paso influye directamente en nuestro bienestar físico y mental.

Recuerda: nuestras decisiones forjan nuestro destino. Las pequeñas decisiones cotidianas son las que determinan si nos acercamos a la vida que deseamos o nos alejamos de ella. Desde lo que comemos y cómo usamos nuestro tiempo, hasta las personas con las que nos rodeamos, cada elección moldea cómo vivimos hoy y cómo viviremos el resto de nuestras vidas.

HONRA TUS EMOCIONES Y PRESTA ATENCIÓN SOLO A AQUELLO QUE PUEDES CONTROLAR.

Uno de los hábitos más importantes que podemos cultivar es honrar nuestras emociones. Permítete sentir la tristeza, la angustia, el dolor o cualquier otra emoción que surja. Pregúntate por qué te sientes así, y date el tiempo para procesarlo. No escondas esas emociones, ni las sustituyas con comida, alcohol o distracciones. Solo siéntelas y dales espacio. Las emociones no son tus enemigas, son tus maestras.

Luego, cuando te sientas preocupada o abrumada, tómate un momento para distinguir entre lo que puedes cambiar y lo que no. Por ejemplo, no puedes evitar que llegue una tormenta, pero sí puedes prepararte para ella. Esto es un aspecto fundamental de la filosofía estoica: concentrarnos en aquello que está bajo nuestro control.

En mi caso, cuando sufrí la fractura de mi hombro, no podía controlar el dolor ni la incapacidad de hacer lo que siempre hacía. Pero lo que sí podía controlar era mi reacción. Decidí sacarle provecho a la situación: leí más, medité, escribí, y trabajé en fortalecer mi mente con la misma intensidad con la que siempre había fortalecido mi cuerpo. Y ese cambio lo fue todo.

Otro ejemplo muy real para quienes somos madres es cuando nuestros hijos no duermen. Yo no puedo controlar si mi bebé se va a despertar o no durante la noche, y acostarme con la esperanza de que duerma la noche completa solo genera frustración si no ocurre. Pero lo que sí puedo controlar es mi actitud ante esa situación. Puedo decidir acostarme con la disposición de tener paciencia, de no desesperarme si se despierta, y de aceptar que hay cosas que no dependen de mí. Esa pequeña elección –la de cómo reacciono– cambia por completo mi experiencia, y me recuerda que, aunque no todo está en mis manos, mi forma de responder sí lo está.

Del mismo modo, no podemos controlar los contratiempos así que acéptalos y recuerda que la adversidad no siempre denota falta de progreso. De cada contratiempo podemos aprender y adquirir más experiencia que nos acercará cada vez más al éxito.

En 2020, en la pandemia, sentía que el mundo se derrumbaba cuando me dijeron que debía cerrar mi estudio. Para quienes no lo sabían, en el 2015 abrí un estudio de baile y fitness que estaba teniendo mucho éxito y que era mi motor de vida. Cuando las autoridades anunciaron que los negocios debían cerrar yo tuve dos opciones: llorar y enojarme por lo que estaba ocurriendo, o darle un giro de 180 grados a mi negocio y dar clases virtuales. Hice lo primero por un par de minutos, honrando lo que sentía y luego lo segundo, que cambió mi vida para mejor, porque encontré la manera de tener un impacto positivo sobre más personas, en cualquier país del mundo.

¿QUÉ PUEDO HACER PARA AYUDAR A MI MENTE A ESTAR MÁS SALUDABLE?

Te comparto mis top 10 de las cosas que funcionan para mí y que te invito a intentar en tu día a día.

1. ¡Duerme!

Ya vimos que dormir hará que vivas más y mejor. Te ayudará a prevenir enfermedades y te ayudará a regular tus emociones. No cuesta mucho esfuerzo y es gratis.

2. Pasa tiempo en la naturaleza.

Se ha demostrado que pasar tiempo en la naturaleza puede ayudar con los sentimientos negativos y que exponernos a la luz solar ayuda con los niveles de vitamina D, importante para nuestros huesos, células y nuestro sistema inmunológico.

Caminar en la naturaleza también ayuda con el estrés y la ansiedad. Si no tienes cerca una montaña o un lago, no hay problema, seguramente puedes encontrar un área con unas plantas o un árbol. La idea es pasar más tiempo afuera porque la luz solar ayuda a mantener altos los niveles de serotonina, aumentando nuestra energía y ayudándonos a estar de buen humor. Los estudios también muestran que tiene un efecto positivo sobre nuestra creatividad. Si no puedes salir, con asomarte a la ventana estarás dando un gran paso.

Sorprendentemente, con todos estos beneficios, la mayoría de nosotros pasamos cada vez más tiempo bajo techo y menos tiempo afuera. ¿Es este tu caso?

3. ¡Muévete!

Busca una actividad que te guste, que disfrutes, que puedas hacer a largo plazo y que se acomode a tu horario y a tu estilo de vida.

Hablemos de bailar, una actividad que podrías realizar en cualquier momento del día. ¿Sabías que bailar puede no solo ayudarte a nivel físico y cardiovascular, sino que también puede hacerte olvidar de tus tristezas, mejorar tu estado de ánimo y aportar increíbles beneficios a tu salud mental? Por eso yo trato de bailar todos los días, con mi bebé, en la calle cuando escucho música, o en casa mientras hago la limpieza.

Si bailar no es lo tuyo entonces quizás lo sea el caminar, limpiar la casa, lavar los platos con energía. En fin, cualquier actividad que disfrutes y que haga que te olvides del tiempo.

4. Come como si te amaras.

Lo que hace que una dieta sea ideal es que sea personalizada y adaptada a la cultura y al estilo de vida de cada persona, así que no hay una manera correcta de comer para todos. Desde un punto de vista tradicional, lo ideal sería tener una alimentación variada, con pocos alimentos procesados, muchas frutas y vegetales, y mucho color.

Dicho de manera sencilla: es hora de empezar a seleccionar lo que comemos no basados en las calorías que tienen o en cómo nos ayudará a alcanzar nuestro peso ideal, sino usando como criterio cómo nos queremos sentir. Vuelve a leer el capítulo 2 si es necesario, para que no olvides que tu alimentación tiene un impacto directo sobre tu estado de ánimo, así que, a partir de ahora, cuando estés pensando en qué comer, imagínate qué le darías de comer a alguien que amas.

Suena sencillo, pero te digo por experiencia propia, no es fácil. En mi caso particular, como ya te comenté antes, me veía siempre tentada a comer más de lo necesario, tuve episodios de atracones y por consiguiente desarrollé una relación complicada con la comida. No obstante, el día que entendí que mi cuerpo es maravilloso y que gracias a él puedo hacer esas cosas que me gustan (bailar, correr, caminar) y llevar a cabo mi misión de vida (ayudarte a tener una vida más saludable y feliz), ese día aprendí a respetarlo y a alimentarlo con dignidad.

5. Dale sentido a tu vida.

Cuando las personas tienen un propósito en sus vidas tienden a sentirse felices. Pero lo más importante es la intención: tu cerebro es muy práctico, así que, si solo persigues ser feliz, te llevará por el camino más rápido. A menudo, esto se logra a través de sustancias, como el alcohol y las drogas, y las pantallas, como la tele y el celular. Perseguir un propósito invierte el orden: el cerebro acepta algo que inicialmente no lo recompensa, pero que paga, en términos de neurotransmisores como serotonina y dopamina, más adelante.

Si esto te parece complicado, hazte la siguiente pregunta: ¿Cómo defines el éxito? ¿Lo defines en base a parámetros que tú has establecido o te basas en los criterios de alguien más? No sé si necesitas escuchar esto, pero quizás ya es hora de que te armes de valor y hagas eso que te apasiona. Y si aún estás en la búsqueda de tu pasión entonces que sea esa búsqueda lo que le dé propósito y sentido a tu vida.

6. Las relaciones con otros y con nosotros mismos.

Te guste o no, las relaciones humanas son parte esencial de nuestra vida terrenal. Sin ellas, nuestra vida estaría llena de relaciones con cosas materiales, incluyendo sustancias y artefactos eléctricos. Resulta que estas relaciones afectan directamente nuestro bienestar.

Edith Wharton dijo una vez que "hay dos formas de difundir la luz: ser la vela o ser el espejo que la refleja". Cuando eres la vela, eliges la luz que emanas. Sabiendo que los demás la reflejan, debes aspirar a que sea lo mejor que tienes para dar. Cuando eres el espejo, otros son la vela, y dejamos que su luz se refleje en nosotros, de ahí la importancia de escoger muy bien con quiénes compartimos nuestro tiempo.

En la misma medida que las relaciones que cultivamos con otros tienen una gran influencia en nuestro desarrollo personal, de esa misma manera la relación con nosotras mismas es crucial para nuestra salud mental.

El autor ruso Fyodor Dostoevsky afirma que,

> *la soledad es para la mente tan esencial como la comida para el cuerpo. En la soledad podemos forjar nuestro carácter lejos de las demandas externas y mantener nuestra independencia en las relaciones que cultivamos, asegurando así que no perdamos, como muchos hoy en día, nuestra identidad.*

Te pregunto:

- ¿Qué tan a menudo pasas tiempo contigo misma?
- ¿Qué tan a menudo practicas el arte de estar quieta, mientras todo se mueve a tu alrededor?
- ¿Qué tan a menudo te recuerdas a ti misma tus cualidades y tus virtudes, así como tus defectos y tus sombras?

Te invito a que comiences a integrar momentos de solitud y quietud en tu rutina diaria, una pequeña ventana de tiempo para estar contigo misma y conocerte mejor. ¡Mientras más te conozcas, más te amarás!

7. Da las gracias y practica la gratitud.

¡No te olvides de practicar la gratitud todos los días! No importa lo bien o lo mal que te encuentres, siempre hay cosas para estar agradecida. Encuéntralas y abrázalas como si tu vida dependiera de ello. Reconocer en tu vida aquello que es bueno, beneficioso o que te hace feliz elevará tu nivel de felicidad. Cuando das gracias, no piensas en lo que te falta, sino en lo que tienes.

Como dijo Marco Aurelio:

> *Cuando te levantes por la mañana, piensa en el privilegio de vivir: respirar, pensar, disfrutar, amar.*

Incluso si te parece difícil, toma nota de lo siguiente:

- Eres única e irrepetible.

- Nadie como tú ha existido, existe o existirá en este planeta.
- Nadie tiene tus cualidades.
- Nadie ha vivido tus experiencias.
- Y por todo lo anterior, nadie aporta lo que solo tú eres capaz de aportar.

Así que al menos puedes dar gracias por esta unicidad, por ser tú en este momento. ¡La vida te ha traído hasta aquí, y ya eso es motivo de celebración!

8. Sonríe, juega, diviértete.

Si te sientes frustrada y tensa, jugar es genial porque mientras lo haces te concentras, te diviertes, tienes una intención y estás alerta.

Como adultos, tendemos a ser más exigentes con nosotros mismos y dejamos a un lado el arte de jugar. Sin embargo, esto es importante, así como sonreír y divertirse, ya que es una excelente manera de aprender a liberar dopamina, que se asocia con la felicidad, el placer y la relajación, cuando ella interviene baja el estrés y aumenta tu concentración y estado de alerta.

Es por eso que aprendes un tema que te gusta más fácilmente que uno que no. Cuando te diviertes, el aprendizaje aumenta y también lo hace tu calidad de vida.

Ahora que soy madre juego todos los días con mi pequeño, y tú, ¿cuándo fue la última vez que jugaste por el simple placer de hacerlo?

9. Aprende cosas nuevas.

Cuando somos jóvenes y estamos aprendiendo de manera constante, viviendo situaciones nuevas y conociendo nuevas personas, el cerebro funciona como una cámara y toma muchas fotos y videos, genera muchos recuerdos densos y detallados que, cuando se miran hacia atrás, hacen que ese tiempo se sienta más lento y prolongado. Pero cuando somos adultos y tenemos una rutina, el cerebro decide que ya no necesita tomar fotos y videos de actividades repetitivas como lavarte los dientes, tomarte el café o ir al trabajo. Como resultado, no hay mucho material al podamos regresar y mirar después, y ahí es cuando sientes que no recuerdas cómo viviste los últimos días, semanas y meses.

Nosotros los adultos nos vemos ante un dilema: nuestros días parecen alargarse interminablemente porque la vida es muy tediosa, y, sin embargo, los meses y años se evaporan en un abrir y cerrar de ojos. Por ejemplo, ¿puedes creer que la película Titanic fue filmada hace casi 30 años?

Tú puedes jugar con la percepción del tiempo de manera que tus días sean más plenos y tu vida se sienta más larga y más memorable. Para lograrlo, inyecta un poco de novedad a tu vida: aprende algo nuevo, conoce gente y cambia tu rutina.

Un ejemplo fascinante es Jorge Luis Borges, durante sus últimos años decidió estudiar japonés y árabe, idiomas que continuó explorando incluso hasta el final de su vida. Borges no necesitaba aprender nada más para ser quien era, pero lo hizo igual. Porque el aprendizaje, más allá del resultado, nos mantiene vivos, despiertos y presentes.

Esta semana hazle un pequeño regalo a tu cerebro: aprende algo que no sepas, aunque parezca insignificante. Puede ser una palabra en otro idioma, una receta nueva o tomar una nueva ruta cuando vayas al trabajo. Esos momentos nuevos, aunque breves, son los que le dan textura al tiempo y profundidad a la vida.

Otro ejemplo más cercano soy yo: ¿sabes a qué edad aprendí a montar bici? ¡A los 31 años!

10. Ámate.

Me tomó casi toda mi vida adulta entenderlo, pero cuando tratamos de definirnos y ver quiénes somos, necesitamos ver más allá de nuestro trabajo, nuestro peso y nuestra apariencia. Estos atributos no nos definen ni determinan nuestro valor. De hecho, son solo una pequeña parte de lo que significa ser un ser humano.

Creo que debemos hacernos eco del mensaje de que somos mucho más de lo que hacemos, y de cómo nos vemos: somos seres talentosos, cariñosos, únicos e irrepetibles.

Te dejo este mantra que me repito siempre que me veo mortificada por cómo me veo o por las cosas que aún no he podido lograr:

Mi cuerpo no me define.
Mi peso no me define.
Mi edad no me define.
Mi trabajo no me define
Mi pasado no me define.
Mi cuenta bancaria no me define.

Cuida de ti misma. Toma el tiempo necesario para:

- Conocerte.
- Trabajar en ti.
- Confiar en ti.
- Amarte.

REFLEXIONA Y APLICA

¿Qué actividad te hace sentir bien y enfocarte en el presente? Identifica una y comprométete a hacerla al menos una vez a la semana como apoyo para tu salud mental.

Ejemplo práctico: Prueba una caminata al aire libre sin el teléfono, o una clase de baile o de pintura y observa cómo influye en tu ánimo.

7
CONCLUSIÓN

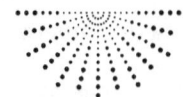

Al llegar al final de este libro, quiero recordarte que la verdadera transformación no viene de grandes saltos, sino de pasos pequeños, de hábitos diarios que poco a poco construyen una vida más plena y saludable. Hemos recorrido juntas los pilares fundamentales del bienestar, desde la alimentación hasta el descanso, y hemos explorado cómo los hábitos que elegimos de manera consciente son la clave para que estos cambios se sostengan y se conviertan en parte de nuestra vida diaria. También vimos la importancia de cultivar una relación más amable contigo misma.

Tal vez comenzaste este libro buscando respuestas sobre qué comer o cómo entrenar, espero que termines con una certeza más profunda: no se trata solo de lo que haces con tu cuerpo, sino de cómo te hablas, cómo te tratas y cómo te acompañas en ese proceso.

Yo misma viví años atrapada en la rigidez, en el control y en la culpa. Creía que mi valor estaba en el número que marcaba la balanza. Con el tiempo entendí que la relación con la comida es un reflejo de la relación que tenemos con nosotras mismas, y que sanar esa relación fue la base de lo demás.

HÁBITOS QUE TRANSFORMAN

Con cada hábito positivo que integras y con cada decisión que tomas a favor de tu bienestar estás creando una versión de ti misma que respira salud, energía y paz. No se trata de perseguir un ideal inalcanzable, de verse de una determinada manera o de vivir según reglas estrictas; se trata de encontrar el equilibrio y disfrutar del proceso, siendo amable contigo misma en cada paso. Este camino no es lineal y habrá días en los que algunos hábitos te cuesten más que otros. Recuerda que cada pequeña elección cuenta y que siempre puedes retomar el rumbo hacia la vida que quieres.

Ahora, te invito a tomar lo que has aprendido aquí y a ponerlo en práctica. Escoge el hábito que más te haya resonado y hazlo tuyo; empieza con algo sencillo, sin presión, y observa cómo, poco a poco, los cambios se van sumando. ¿Qué puedes hacer hoy que te acerque a ese bienestar que deseas? ¿Qué pequeño paso puedes dar ahora mismo?

Te animo a que te conviertas en tu mejor aliada, a que cultives la paciencia y celebres cada avance, por mínimo que parezca. Este es solo el principio de un camino que construyes día a día, un *henko*, un cambio sin retorno hacia una vida más equilibrada y en sintonía contigo misma.

Felicítate por haber terminado este libro y por el esfuerzo que has puesto en comprender cada aspecto de tu bienestar. ¡Siéntete lista para entrar en acción! Ya diste el primer paso, que suele ser el más difícil, y ahora debes seguir avanzando con la certeza de que cada acción y cada hábito cuentan. Recuerda que no estás sola en este camino y que estoy aquí para ayudarte, si así lo necesitas: juntas podemos construir una vida más saludable.

TU BIENESTAR ESTÁ EN TUS MANOS.
TODO LO QUE NECESITAS PARA LOGRARLO ESTÁ EN TI.

SOBRE EL AUTOR

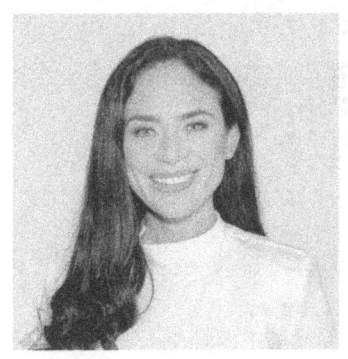

Yelitza García es entrenadora y *coach* de nutrición con más de 20 años de experiencia ayudando a personas a transformar su relación con la comida, el ejercicio y consigo mismas. Su pasión por el bienestar nació a los 13 años, cuando dio su primera clase en un gimnasio. Desde entonces, ha dedicado su vida a inspirar a otros a encontrar una versión más saludable y auténtica de sí mismos, y cree en el poder del movimiento como herramienta de transformación física y emocional.

Su enfoque está lejos de las dietas estrictas o las soluciones rápidas: Yelitza promueve hábitos sostenibles, personalizados y adaptados a la vida real. Cree firmemente que el exceso de control solo lleva al descontrol, y que el verdadero bienestar nace de la flexibilidad, la consciencia y el autocuidado.

Cuenta con una sólida formación académica en bienestar y salud mental, con certificaciones de instituciones como Stanford, Yale, Harvard, Berkeley y la Universidad de Pensilvania. Además, es *coach* de sueño, *coach* de nutrición y entrenadora personal certificada.

Ha trabajado con organizaciones ofreciendo talleres, pausas activas y conferencias sobre salud, nutrición y descanso, y comparte su misión a través de programas prácticos y sostenibles, conectando con personas de todo el mundo. Puedes encontrarla en su página web **www.yelitzagarcia.com** o en Instagram como **@yelitzagarciagg**.

instagram.com/yelitzagarciagg

DEJA UNA RESEÑA

**¿Disfrutaste de *Hábitos Que Transforman?* ¡Tu opinión significa muchísimo! Si el libro resonó contigo, te inspiró o te ofreció algo valioso, agradeceríamos mucho que dejaras una reseña.

Tu retroalimentación ayuda a que más personas descubran el libro y apoya directamente el trabajo del autor(a).

¿TIENES UNA HISTORIA QUE CONTAR?

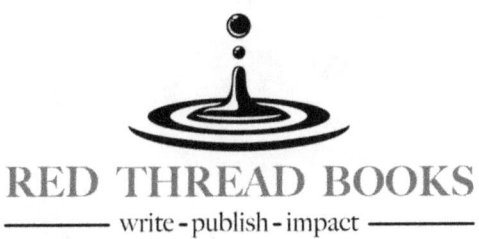

Publica tu historia con **Red Thread Books**,
un sello editorial de **Red Thread Publishing**.

Ofrecemos asesoría experta a autoras y autores de no ficción en cada etapa del proceso editorial. Visita **www.redthreadbooks.com** para saber más y conectar con nuestro equipo.

www.ingramcontent.com/pod-product-compliance
Lightning Source LLC
Chambersburg PA
CBHW020501030426
42337CB00011B/182